U0231155

气道中医

以气治气，以通为治

樊学鸿　金藓　编著

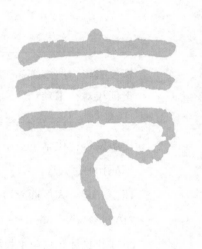

全国百佳图书出版单位

化学工业出版社

·北 京·

图书在版编目（CIP）数据

气道中医：以气治气，以通为治 / 樊学鸿，金薜编著.—北京：化学工业出版社，2016.9（2024.11重印）

ISBN　978-7-122-27723-7

Ⅰ.①气… Ⅱ.①樊…②金… Ⅲ.①中医学 Ⅳ.①R2

中国版本图书馆CIP数据核字（2016）第173820号

责任编辑：贾维娜　王新辉　杨骏翼　　装帧设计：🌲 TOPTREE
ctstoptree.com

责任校对：宋玮

出版发行：化学工业出版社（北京市东城区青年湖南街13号 邮政编码100011）
印　　装：大厂回族自治县聚鑫印刷有限责任公司
710mm×1000mm 1/16　印张12$\frac{1}{2}$　字数110千字
2024年11月北京第1版第12次印刷

购书咨询：010-64518888
售后服务：010-64518899
网　　址：http://www.cip.com.cn
凡购买本书，如有缺损质量问题，本社销售中心负责调换。

　　当代中医的发展实际处于理想丰满、现实骨感的状态。优秀的中医前辈如何才能将中医的真谛传承下来，如果撇开门户之见，毫无保留、清晰简洁地将各种诊治理论、经验系统地与临床实践连接，让中医爱好者迅速理解中医临床思维，对自己和家人身体状况有清晰了解；让年轻医生可以直接快速提升临床水平，提高自信，解决患者的病痛，我们知道这从来就是一个非常难的问题。

　　从中医理论成文的《黄帝内经》到具有系统化诊断和方剂的《伤寒论》，几乎每位作者都在说医道之不传久矣。历史上能够清晰解释《黄帝内经》《伤寒论》的大家已经少见，能够建立标准、借助他们所处时代的传播工具广为流传的更少。

　　今天，我们拥有比历史上任何一个时代都要强大的互联网，资讯的获取几乎零成本，知识以近乎爆炸的速度在增长，但是似乎我们的经典医学仍然徘徊不前。更糟糕的是，我们学习中医的成本随着干扰信息的增多而更加巨大。简捷有效的中医心法，对于现代人而言显得更加珍贵。

　　我们在思考的过程中尽量避免中医在"精""气""神"的"神"这一层次的探讨，因为那需要更多超越身体的亲身实证，需要更多有修行的老师来指引，我们暂时还无法做到，"精"更接近于身体的物质基础，也不是我们讨论的重点，我们会集中在"气"这个层次讨论，因为这个层次最能够反映中医理论的科学性，可以将古典的作品甚至历代医家的医学理论融为一炉，这将更有利于中医学在当今的发展，帮助当前的患者摆脱许多疾病的困扰。在我们有能力和机缘的时候，我们会再对"气"以上的"神"这一层次进行深入探索。

第一次，我们试图融会贯通中医的基础理论，使用假设模型等方法来研究中医。

第一次，我们将所有的症状落实到营卫层次，提出从微观营卫到宏观气血、到六经六气、到脏腑气化的统一。

第一次，我们提出疾病是"气""坏"了导致的症状表现，从调节疾病本质——"气"这个角度，来解读《黄帝内经》《伤寒论》《四圣心源》等气化学说。

第一次，我们从临床角度，直接让读者建立六经六气的气机模型，融会贯通中医的各种理论，建立微观气化到宏观气化相统一的辩证思考逻辑。

虽然，整个理论的使用，依赖于黄元御对中医的认识和对《伤寒论》的认识，但作为创新之作，我们的思考还有很多有待成熟的地方，欢迎大家对我们进行批评和指导，和我们一起参悟古圣先贤的自然科学——古典中医。

而我们从新的方法、新的视角来理解古典中医，将会看到新的视野，创造新的临床思维，我们将这个视野下看到的古典中医，叫做新古典中医。在此，也邀请更多的同仁加入我们的行列，推动新古典中医的发展，为这个时代做出我们力所能及的贡献！

本人学习中医的过程，同很多现代医生一样，充满艰辛和坎坷。刚开始处于经典作品无法读懂的状况，后来处于医家路线太多、莫衷一是的状况；再到后来知道该选择哪些老师的内容来学习，有助于提升临床水平。这样一路走下来，发现可以采纳的学习路径就没有那么多了。首先倪海厦先生作为经方派的代表，给了我们最大的启发，原来中医也可以使用现代语言、现代思维方式，将理论和临床进行贯通解析！可惜倪师英年早逝只能追忆，扼腕叹息！只好求助于倪师学派之宗，清末唐容川先生的学问。唐师是近代中西汇通思想的代表人物，他认为，气化是中医的核心，更加可贵的是，他将气化与现代解剖学结合，落实到具体形脏，很好地融会贯通了中西医学。

一部《思考中医》，刘力红老师开启了这个时代对经典中医的憧憬和理想。其老师李阳波先生的《开启中医运气之门》把中医带入了一个"法于术数，天人合一"的高深境地，于是五运六气的研究在李师强大的临床能力和创造性的研究能力之下，显得格外有魅力！只是可惜李师也是英年早逝。但我们由五运六气理论进入中医研究时，发现了一片广阔的天地，期间得到了《医易时空学——用电脑测经络验证五运六气的科学性》的毛小妹老师、《无极之镜·古中医的天文学》的路辉老师的指点和启发，我们一路探索到黄元御老先生的《四圣心源》《医书十三种》，把黄师的每一部作品仔细研究，并把黄师后世传人的学问以及传承黄师部分学问的医家之作品如《圆运动的古中医学》，乃至李可老先生的作品，一一读过。终于明白黄师使用气化理论来解析中医，使用六气来解析《伤寒论》，渐渐明白气乃是《伤寒论》背后的真正心法。

由于黄师的临床记录较少，而且语言简洁，关于六气和气化虽然在各部经典作品中已提出来，但是没有系统纯粹地讲解气的种种，因此初学者不易掌握。所以，按照我们对气化理论的理解，我们对六经伤寒论进行解析，使用黄师的心法（或者说，我们认为的黄师的心法），将心法和临床直接比对，让初学者可以迅速进入古典中医的路子，让临床工作者多一个考虑的视角、多一个选择，给现代人提供真正有效、低廉、安全的诊治方案。

探索的路，非常艰辛，很是孤单，无数次挑灯夜读，无数次打坐参悟，无数次临床思考，每每与古人神交于书内，常常能会意前辈的垂训，醍醐灌顶心生法喜，更加不敢恣意妄为，更加想深入总结，仔细落笔，希望对来人有启发，希望对中医有帮助。但同时也因为我们才疏学浅，而古典中医博大精深，故书中难免有疏漏之处，愿同道与我们进行积极的探讨，我们将万分感谢！

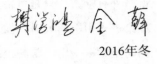

2016年冬

目录

第二章　对主要症状的气解析

六气统六经，从心法到实践

第一章

以气治气，以通为治

　　我们是一个追求古典中医的群体，因为我们认为传承中医，必须先认识了解源本的中医，理解其真实含义，然后实践以检验这个真实的含义，我们才可以逐步发挥，真正传承，进而将其用现代语言进行阐述，甚至进行现代化的改造。

　　我们不反对使用现代的物理、化学、数学等方法，也不反对使用模型工具对中医进行研究，相反，我们推荐使用现代方法研究中医，但前提是研究真正的古典中医，理性对待，严密思考。

　　当然，这条路比较艰难，比较漫长，想要把中医彻底弄懂，恐怕是一辈子的事情，也可能是几代人的事情，但你我的人生只此一朝，我们需要使用现在的成果为身边的人带来健康，提高预防疾病的能力，开展养生工作，为人类的福祉做贡献。这是医学本来的目的。因此，我们主张分清医学层次，与更多的医家甚至更多的患者共同推进中医发展。

　　然而要解决这个问题，首先要简洁地把古典中医运行的逻辑，清晰地表达给所有人，才能让大家有机会理解和使用。经过实践，我们发现其实有一条路，如果顺着这条路，几乎所有对中医有兴趣的人，都可以很快进入古典中医。

我们将会在本书介绍这个快捷的法门，带大家快速地将经典和实践联系起来。当然快速的弊端就是无法深入解释所有的事情，但是快速确有它的好处，就是让你很快把握事物的关键脉络，迅速建立结构化理解。

至于这个方法的意义，我想其用途至少有三点。

① 至少可以对自己、家人、孩子、亲友的身体进行基本判断，减少误治的概率。

② 提升临床实战能力，不受限于疾病名称。

③ 掌握经典的心法，有机会切入更高层次的医学内容和传统文化的学习中。

我们的理论基础为：《黄帝内经》《难经》《伤寒论》《金匮要略》《黄元御医书十三种》《医学求是》《庆云阁医学精粹》《圆运动的中医学》……当然我们的阅读和研究范围远不止于此，但是最终选择和锁定了这几本传承脉络清晰的气化中医典籍。

第一节　古典中医的核心心法：以调气为目的的医学

●治疗的终极目标：平气

阴平阳秘，精神乃治。（《黄帝内经》）

我们认为，这就是中医治疗的终极目标：调通脏脉，让气达到阴平阳秘的状态。

●中医治疗的核心手段：以气治气，以通为治

怎样实现阴平阳秘的平气状态呢？古典中医会使用诸如针灸、药物之类的办法将人体各个部位的气调节为这种状态，具体方法为：调通气机、调节气化。

治疗手段之一：调节气机，以通为治

五脏六腑皆受病矣，**各通其脏脉，**

是何脏腑之病，即针通其何脏腑之脉也。《黄帝内经》

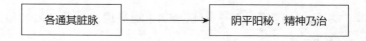

不论是针灸还是药物，最终要让气机运行的过程没有阻碍，让人体保持通畅，气化才会正常，气的压力在各个部位才会平衡。

治疗手段之二：调节气化，以气治气

气的气化作用，可致病，也可治病，气的异常导致了气化的异常，气化异常导致了症状或者疾病产物的出现。正因如此，中医就利用了气化作用，使用气作为载体来调节目标部位的气，使之成为平气。

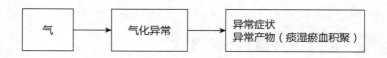

●气的流通和气化，是人体保持恒温的原因

人体恒温是保障身体正常气化的前提，那么人体恒温是如何

实现的呢？

　　人体百分之七八十都是水，但是作为恒温动物，体内必须要有加热系统和散热系统。相对于人体"这一箱水"而言，经络（经脉、络脉、孙脉、浮脉等网状结构）就是加热系统的导热管，它们通过气化作用逐步把这一箱水给加热了：热水管的外面有一层流体边界层，它们具体负责将导热管的热传给各个部位的组织。

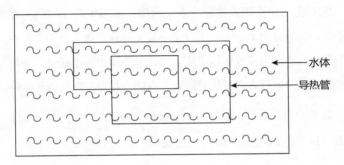

水箱

　　整体而言，热能的传递是这样一个过程：流动的热水（气）通过经络运行到身体的各个部位，而气又在每个部位通过热的边界层，将热渗透给组织，即热水加热冷水（以气加热气），从而逐步达成身体各处温度的平衡。

　　肺和皮肤是散热系统的主要构成部分，将体内不断蓄积的热散出去，从而实现了人体的恒温状态。

　　这是一个很神奇的过程，中医利用了这个热水的流动来调节身体各个部位的温度，流通是关键。

　　在这个模型里面气化就是导热管里面的热水流动到某处，将该处加热，从而改变了该处的环境，也令环境产物发生了改变。

同样，病理过程也是如此，如果热水出现问题，或者某个环境被热水加热的状况发生问题，就会出现异常的寒热燥湿风火，从而出现症状或疾病产物。

● 宏观的气流通，表现为热能在表里间的出入，上、中、下三焦的升降

宏观上，中医把人体分为表里两层，而表里两层的热能需要保持平衡；同时分成上、中、下三个单元（古称三焦），而上、中、下三个单元的热能也需要保持平衡。而这个热能平衡是通过气的流动来实现的，气的运行方式是从里到表，内部为左升右降的循环运转。

我们从下图中可以看到表里温度均衡，上、中、下三焦温度均衡，这样气就可以在体内上下流动、里外循环。

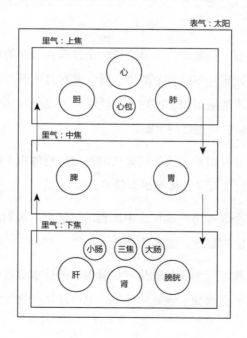

●恒温系统，供热系统和散热系统的热交换

① 供热系统——毛细血管级的血循环系统（营行脉中）

营血在脉内的循环方式，从《黄帝内经》中可以看到是这样的：营血（又叫营气）在手足经之间不断升降循环。

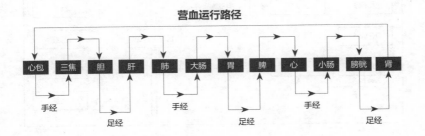

其实营血的运行从手经到足经，再从足经到手经的循环流动，就是古人所讲的"子午流注"，营血除了在空间流动上存在一定的顺序，在时间上还存在特定规律。

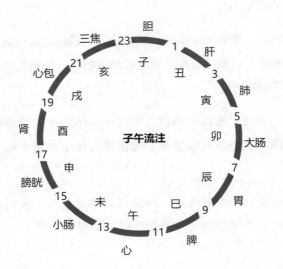

② 散热系统——毛细血管外的水循环系统（卫行脉外）

卫气在脉外的循环方式是这样的：

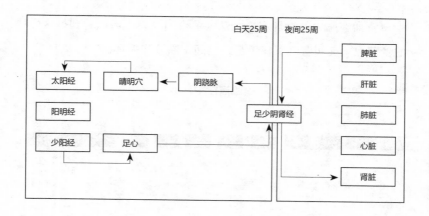

卫气的流动和天亮时间有关，由于其与天体运行的关系比较复杂，我们以后再探讨。这里明确区分营卫的目的，是为了将中医的辩证思维落实到微观结构，为了统一微观视角下的营卫和宏观视角下的气血。

因此，这里做一个小结：我们认为，经络是运行血液和水液的循环系统，只不过是在毛细血管级的循环，气化是由营血和卫气互动产生的结果。

营、卫两个系统的耦合，实现了人体热能的流通和分布，供热系统和散热系统的平衡，提供了人体生命态下动态的气化环境。

前述是一个宏观场景，如果来到微观视角，我们会看到，实际上在那个所谓的导热管里面运行的是血，不过在微观结构上叫做营血，在导热管外面有一层边界层，气被加热以湍流的方式运行（除了沿着特定方向前进，还会垂直于导管运行），由于靠近血管和远离血管的温差比较大，因此其流动状态在《黄帝内经》中说"气行彪悍"。

营血是血运行于微观结构的名字，卫气是气运行于微观结构的名字（黄元御《四圣心源》天人解）。营血运行在脉中，卫气运行于脉外。脉就是血管，因此营血是运行于微观的毛细血管。

从《黄帝内经》而言，肺藏气，来源于胃；肝藏血，来源于脾。又由于所有的血都是在封闭管道内，因此营血和肝血完全相连，卫气和肺气完全相连，这是**微观的营卫和宏观的气血的统一**。我们知道木、火为肝和心，主血，主流通热能（供热），金、水为肺和肾，主气，主传递热能（散热），所以宏观的血在肝在心和微观的营血是一样的，为血分，主升温，宏观的气在肺在肾和微观的卫气是一样的，为气分，主降温（散热）。

所以，中医也认识到了人体的血液循环系统，只不过和现代医学不同的是，中医重视微观结构循环方式。我们知道所有血管，不论大小、不论动脉静脉都是血管，是一个封闭的结构。这个发现或者推断，其实给了我们巨大的启发，可以用于临床疾病的诊断，这也是我们的核心发现：**气血不论是在宏观还是在微观都存在热平衡。不论在血液（营）还是在水液（卫），其中都有气（即水的微观结构）。**

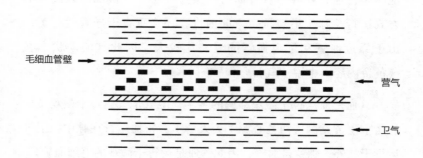

毛细血管壁

营气

卫气

●热平衡的几种异常状态：微观气化异常

从《黄帝内经》我们知道营卫相伴而行，因此可以推理如下。

① **卫气过寒**，导致气凝结为湿，进一步发展可能为痰，甚至为积为聚（肿瘤分为积、聚两种，积为血分，聚为气分）。同时卫气过寒将造成血管收缩，营血的行进速度在此处减慢，此处会产生压力蓄积，从而产生痛感。大体为麻黄汤证，可辛温解表。

② **营血过热**，将导致营血和卫气被蒸发，局部温度可能升高，营血行进速度可能加快，也可能产生血管扩张的压力蓄积，从而产生痛感，时间长了会因为过度蒸发营卫而气血阴虚。阳明腑实证就是这种情况，需要急下存阴［尽快使用泻下法来保存气血本身（阴）］。大体为桂枝汤证，将营血的热能从气分透发出去，将营血温度调至正常。但如果营血过热，导致气分很虚，大汗出、口渴、脉洪大等症状，就需要使用白虎汤系列来治疗。

③ 如果**卫气寒和营血热同时发生**，卫气寒而收缩，营血热而膨胀，两者之间的压力差将更大，热交换效率不高，俗称阴阳格拒，营血和卫气热能交换不利。往往多见于寒湿堵塞了经络，

血分透热不利，常常使用温病治法，用清利气分来透出营分热，效果很好。

④ 如果卫气和营血同时变冷，气血的流动速度将大幅减低，局部将出现低温，导致局部气血过多的寒湿寒实。往往表现为下焦寒，需要用四逆辈来治疗。

营卫联合产生的寒、湿、热、燥、风、暑六种状态

营血热导致卫气热——火气

营血寒导致卫气寒——寒气

营血热导致卫气热而蒸发——燥气

营血寒导致卫气寒而凝结——湿气

营血热+卫气湿——暑气

营血热+卫气热被蒸发——风气

引申：为什么我们很难学透中医？营卫和脏腑的实时连通，是中医微观和宏观连接的关键，也是五脏之间互连互动关系的根源。

造成现在中医不易学的关键原因有两个：一个是气是什么，古代和现代气的概念不同；另一个是营卫是什么，古代和现代的营卫不同，所以就没有办法弄清楚古人在中医的基础构建上究竟是怎么想的。

而一旦我们建模（不是我们原创，黄元御老师早已提出），我们发现营血=血，卫气=气，那么经络就是血管的微观结构，卫气就是气的微观结构。那么就可以建立经络是一个血液的毛细血管层次的循环系统，按照特定的走向营运。卫气是在血管外的气，按照另外一种流动方式行进。

又因为全身所有的营血都来源于肝（肝藏血），而生于脾；全身所有的卫气都来源于肺（肺藏气），而生于胃。那么我们就可以理解作为后天之本的脾胃究竟有多么重要了。而脾胃的正常工作需要足够的阳气，而这个阳气的提供者正好是心、肾（心为君火，肾藏相火，相火源自君火），所以肾阳和心阳的状态对于脾胃状态极为重要，这就解释了先天之本心肾之火有多么重要。

● 疾病发生的原因、层次与气血循环机制、影响因素和调治方法

人体气的运化机制：气的产生、消亡、气化、产物、流动

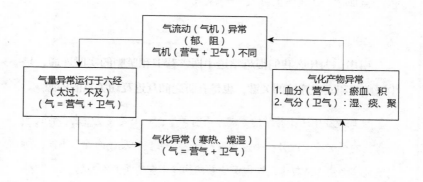

正因为如此，我们做了如下推断。

① 疾病发生的路径（一）：气的正常前进通路受阻，导致局部气化异常，以及他处连锁异常。

因为外伤、外力或人体气化等原因，引起气血流动异常（变快或变慢），都会造成该处或者别处发生堵塞（别处气血流动的速度跟不上变化），在堵塞点或所在经络、脏腑的气血，都将面临一系列变化。

a.压力异常。

b.温度、湿度异常。

这还将引发其他脏腑和经络的气血进一步变化，并发生气化异常，连锁导致其他系统出现问题。

② 疾病发生的路径（二）：气化异常直接形成症状或疾病，并可能进一步造成堵塞，引起连锁反应

身体外部环境或内部环境变化，如不正常的饮食或不恰当的生活习惯可引起脏腑、经络的气化功能异常。

a. 生活习惯造成劳损虚弱，或错误进补：人体总气血量变化引起气化异常。

b. 情绪或饮食或错误用药：人体脏腑、经络的气化功能亢奋或减弱引起气化异常。

c.环境温度、湿度、大气压力变化：引发人体气化异常。

d. 异常气化产物堵塞了气的正常通路，将造成局部的气化异常。

而且这两个方面的异常状态往往会同时发生，像旋涡一样互为因果的恶化，因此疾病的发生，整体而言，是气（统称身体里面的水分子）出了问题。

而中医认定的病因，全部围绕这个气的运化机制而展开：

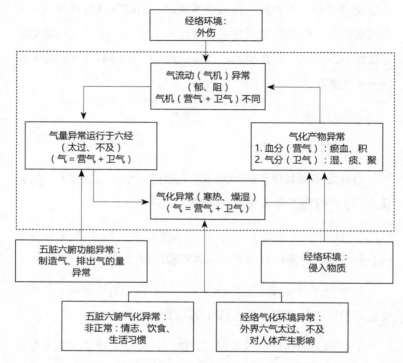

人体内气的运行机制及影响通畅运转的因素

那么临床治疗疾病，不管用针、用药、食疗、推拿、刮痧、艾灸等，其目的就是为了调节气，所以要紧紧抓住以下三点。

① **调节气量**：虚者实之，实者虚之。根据气血量的多少，用药物给予补充或者削减。或者使用针灸将他处的气血导入本处，或者将本处气血导到他处。

② **调节气压**：堵者通之，积聚攻之。快者慢之，慢者快之。发现经络的堵塞点，辨别是气还是血的气化产物堵塞，使用中药清理堵塞物，恢复气血在该处的正常流通，平衡气的压力；针灸

则针对经络堵塞点或者脏腑堵塞取其对应穴位，予以疏通，有些类似于管道清理工的工作方式。

③ **调节气化**：寒者热之，热者寒之。根据局部气血的温度异常，用药物给予调节；或者使用针灸将热的气导流到寒处，或者将寒的气导流到热处，或者加速气或血的运行，将热能差异予以平衡。

中医认为生命分为精、气、神三个层次并相互影响，因此调节气可以在精、气、神任意层次开展，因此可以分为两类——形气、神气。

① **形气层次**：形气层次相对简单，规律清晰，理论完备，就是我们目前使用的药物、针灸，针对病因、病所、气机、气化直接进行对治、通畅、攻补。

② **神气层次**：调神是最难的，这是因为人的心思变化很快，种种情绪都会对气化产生影响，如果不能做到《黄帝内经》所说的"恬淡虚无"，终究会导致疾病的进展或再次发生（这也是为什么现代人疾病多的一个原因，很多人压力太大，心乱如麻，因此神难调，病难治）。

●营血卫气热平衡在六经里面产生了六种气化趋势

在五行理论中，营血为木火，代表温升（提供热能，温度升高）；卫气为金水，代表凉降（散去热能，温度下降）。

每条经络的营卫耦合在一起发挥气化作用，正常状态下，经络连通的人体组织的温度差不多，人体一旦生病，出现症状，人体组织的温度就会发生变化，微观的营卫气化就会出现异常。每条经络虽然温度差不多，但由于气血总量的不同、气血之间的比例不同，就造成该经络营卫耦合之后的气化特点不同，请看来自于《黄帝内经》关于六经气血的比例问题，以及我们的理解。

① **太阳经：** 太阳寒水之气

多血少气，血为供热的热源，因此血多则太阳经较多出现热化，较少为寒化。

② **阳明经：** 阳明燥金之气

多血多气，血为供热的热源，因此血多则供热多，同时阳明经经过胃部，"胃为气血之海"，我们可以理解为胃部血液充沛，因此胃部容易出现过热，胃部的气容易被热蒸发，而出现干燥，人体表现出来就容易口渴、想喝冷水。另外，由于阳明经气也多，如因过度食用冷的食物，血分被寒化，也可能导致胃寒，出现想喝热水的状态。

③ **少阳经：** 少阳相火之气

少血多气，血少则供热少，气多则散热多，散热多则气容易凝结为湿，营卫耦合后容易表现出湿热；卫气过分寒化湿化以后，血分也容易出现寒化，则胆经的营卫耦合表现出寒湿。

④ **太阴经：** 太阴湿土之气

少血多气，血少则供热少，气多则散热多，和少阳经一样，太阴可能表现出湿热，但更多则表现为寒湿。

⑤ **少阴经：** 少阴君火之气

少血多气，少阴连接了心肾，肾统管了全身的水液，故主寒。心统管了全身的血液，故主热。由此可见两者所代表的气血的比例，全身水的总量远远超越了血的总量，因此少阴除了可能表现出热化，更多则表现为寒化。

⑥ **厥阴经：厥阴风木之气**

多血少气，由于血多则供热多，气少则散热少，所以厥阴易出现热化，气血热化导致经络里面的水被蒸发，局部会出现压力增大（风化），气扩散后，水分减少而出现燥化，燥化就是水的含量减少，厥阴在风化燥化后容易出现阴虚；也有少数情况下，当血分寒化后，厥阴可以表现为寒化。

第二节　气的阴阳五行气化

基于气是水分子这一假设，营血里面的气叫做营气，血管外水环境中的气叫做卫气。

气本身存在着阴阳、五行的不同状态，如下所述。

① 气分为阴、阳两大类，既表述了气的运动整体，又把物质和能量进行了独立区分。

② 阳气是气运动相对剧烈、温度相对较高的气，阳又代表能量。

③ 阴气是气运动相对静止、温度相对较低的气，阴又代表物质。

六气为不同组合的气

按照现代物理表达方法来看，气由于处于不同的温度、湿度和压力状态下而分为六气，分别表示寒热、燥湿、风火。这三个维度的太过或不及状态：太阳寒水、少阴君火一对，阳明燥金和太阴湿土一对，厥阴风木和少阳相火一对，在人体六气的气化趋势落实到营卫层次在前面已经描述。

大体而言，寒热由心肾调节，燥湿由后天的脾胃调节，风火由与情志关系密切的肝胆来调节。

五脏六腑和经络气化

人体的五脏提供和控制着人体气的五行气化。肝主木，心主火，肺主金，脾主湿，肾主寒，五脏的气化为这五个方向。而实际上，身体内存在的气为六种气，多出的一种是土和火组合的暑气，湿热的气，为少阳气，存在于手足少阳经。

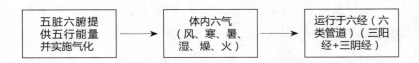

不论是外部或内部的致病原因，都可以导致气化异常，或者六经的气机堵塞引发气化异常，于是产生症状或疾病。

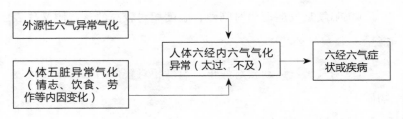

注：六经是指人体内三条阳经和三条阴经的经络，太过、不及是指气太多了和气太少了两种情况。

第三节 气机生化图解

在临床治疗前，首先要弄清楚患者体内气的状况，这个过程叫做诊断，诊断全身气的状态，我们创造了一种展现方式，叫做气机图。

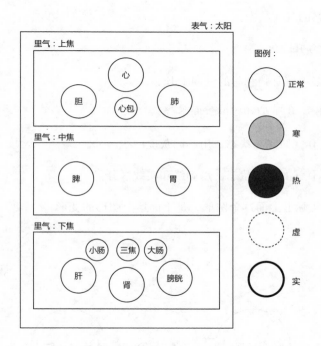

《伤寒论》创造了表里、阴阳、寒热、虚实的八纲描述方式来表达全身气的状况，但还没有表达出来气的升降和出入状态，所以我们创造性地用模型图来展现全身气的状态，请看上图。

① 表里气

a. 表气为外框，受到太阳经之太阳寒水气的统摄。

b. 里气分为上、中、下三焦，上焦气化的主导为心、肺、胆，中焦主要为脾、胃，下焦主要为肝、肾，这里指的是主导气化，并非是脏腑的实质器官存在于那个位置。

② 按照《伤寒论》，除了太阳经和太阳膀胱腑是可以分开生病的，其他五经都是经病和脏腑病同发，所以用圈代表该脏腑和经络的气化状态。

③ 升降气

a. 下焦脏腑和脾的气向上升。

b. 上焦脏腑和胃的气向下降。

④ 气的寒热状态，用不同灰度的线区分。

⑤ 气的虚实状态，用虚线和实线区分。

实际上上面这个图形，是下面这个图形的变形。

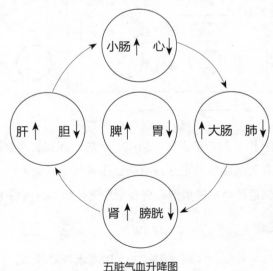

五脏气血升降图

参照上图，体内的热能，从左半边升，从右半边降。左侧血从肝脾温升，右侧气从肺胃凉降。这个图比较充分地表达了五脏的五行气化关系。

当用六经气化来表示气机的时候不同：

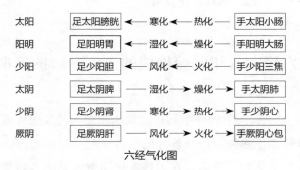

六经气化图

箭头方向为营血流注的方向。

上图逆时针旋转90°后，成为人体六经升降图：三阳经向下，三阴经向上（当我们把双手举起，则手足阳经都是向下行，而手足阴经都是上行的）。

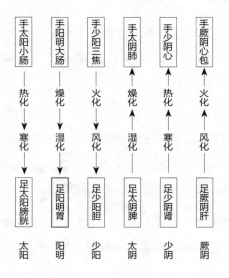

　　从以上几个图中，我们可以清楚地描述出患者当前的气机状态、疾病发生的部位、病变的性质。根据六经气化图和六经升降图，我们可以方便地看出来哪些经络脏腑出现了问题，就可以直观地根据气机图来设计治疗方案。

● 六经六气和脏腑构成的上下升降的气血循环系统

　　① 向上和向下的经络运行就像水箱里面的发热管道，不断地向身体提供热能，由血管外的气再分配到身体里面。一旦某个地方发生堵塞，热能就在该处发生潴留，导致该局部气化发生异常。

　　② 同时六经和脏腑相连，每一经都由手足两条经络构成，手足两条经络又分别和两个脏腑连接，因而六经将手足和十二脏腑连接起来构成了全身的循环系统。

　　③ 脏腑分别对气和血进行司化（调控气化），脏腑的气化方向为五行，也就是说脏腑朝自己的偏向（五行气化）方向气化着经络里面的气血。

　　④ 如前所言，脏腑本身发生问题，气化会出问题；经络气化被外部气所影响，也会发生问题。由于循环系统（经络）是首尾相连，如环无端，六经通过上下表里的走行，就实现了表里连通、脏腑连通，构成了一个立体的空间结构。

　　将五脏和六经体系进行混合，我们可以得到前面所讲的气机生化图，以立体表达人体之气运行的方向、覆盖的空间位置，以及脏腑之间的五行生克制化关系。

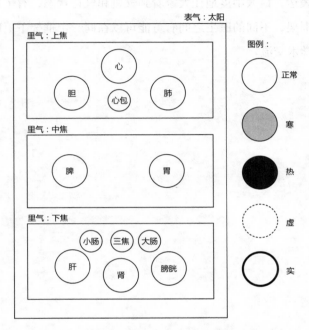

下焦热能向上，上焦热能向下，中焦脾升胃降

　　有了这个表达方法，我们就可以明确地展示患者的气状态，就可以清楚地知道该如何对患者进行治疗。我们将用这个方法配以临床案例，让大家可以准确地掌握古典医学的用法。

　　气机的升降原理来源于黄元御的《四圣心源》，当然也是十二经升降的基本表达，黄师用气机的升降出入完整地解析了《黄帝内经》《伤寒论》《难经》等经典著作，也是当前大家可能知道的《圆运动的古中医学》的鼻祖。临床使用时效果显著，黄元御对《伤寒论》的解析也完全按照六气气化的逻辑来进行。

因此，我们在很大程度上借鉴了他的体系，只不过我们运用模型进行表达，最大限度地让大家看到气机和气化状态，有了这样的表达框架，不同的医生之间有可能可以在同一个框架下更顺畅地进行学术交流。

第二章

对主要症状的气解析

承前所述，我们来看看人体内的异常气化和症状之间有什么关联。

首先我们粗略讲一下十问歌，这是用问诊方法来了解症状和气化情况的诊断方法。

① "十问歌"始见于《景岳全书·传忠录·十问篇》：一问寒热二问汗，三问头身四问便，五问饮食六问胸，七聋八渴俱当辨，九因脉色察阴阳，十从气味章神见，见定虽然事不难，也须明哲毋招怨。

② 后见于清代陈修园的《医学实在易·问证诗》：一问寒热二问汗，三问头身四问便，五问饮食六问胸，七聋八渴俱当辨，九问旧病十问因，再兼服药参机变，妇人尤必问经期，迟速闭崩皆可见，再添片语告儿科，天花麻疹全占验。

③ 后又据原卫生部中医司《中医病案书写格式与要求》通知精神，改编为：问诊首当问一般，一般问清问有关，一问寒热

二问汗，三问头身四问便，五问饮食六问胸，七聋八渴俱当辨，九问旧病十问因，再将诊疗经过参，个人家族当问遍，妇女经带病胎产，小儿传染接种史，痧痘惊疳嗜食偏。

　　然而现代，我们常用的问诊并非是这样直接提问，再加上患者的回答也是形形色色的，所以我们需要深入剖析问诊背后的气机和气化状态、患者的具体答案及该答案对应的人体的气机和气化状态。

　　我们平时使用的问诊范围如下，患者症状和气的状态我们也做了以下解析。

一、出汗

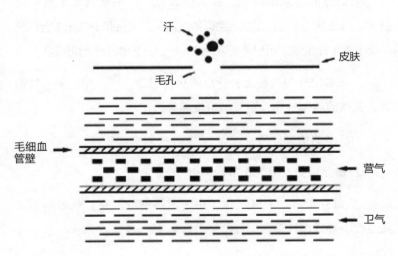

　　正常情况下，头、前胸、后背、下半身都可均匀出汗，异常状况有两类：

部位	容易出汗	不容易出汗
脸及额头		
前胸		
头顶		
后背		
腰以下	—	—
手心		—
脚心		—

中医非常重视汗的情况，是因为中医认为汗反映了皮肤表面气的通畅程度，也反映了阴阳是否调和，以下是我们理解这个机制的一家之言。

阳是热能，阴是物质。在人体表皮下，阴是营血（营：运行），阳是卫气（卫：守卫，类似护城河），营血和卫气正常合作的情况下则出汗正常。正如《黄帝内经》所讲：阳加于阴而形成汗。

即正常出汗的过程为：营血的热传递给卫气，相对于卫气而言，营血的温度过高，卫气被蒸发而导致出汗。

出汗多的情况分两种：

① 血分很热，卫气正常，则出汗多；

② 血分正常，卫气气虚（用于散热的气不足，气容易被加热过度）导致出汗多。

无汗的情况也分两种：

① 营血的热传递给卫气，相对于卫气而言，营血寒，不足以把卫气蒸发出去；

② 卫气寒实（寒造成毛孔闭塞，卫气不能外泄，造成卫气过剩，对人体表皮及以下形成较大的压力，这就是麻黄汤证骨节疼痛的原因。"寒实"中的"实"是指卫气过多）。

通过辨别不同部位的出汗情况，以及各部位的经络走行，我们就可以基本判断出病因。

1. 脸及额头

足阳明胃经循行于身体前侧，覆盖了面部的大部分位置，而胃经气血构成特点为血多气多。血多，容易导致胃经热；气多，容易导致胃经寒，因此胃经走行部位的温度更容易走极端，即很容易出汗，或很不容易出汗。

（1）容易出汗

为阳明经症，阳明经流经的局部过热，造成脸和额头处局部热化。

如果动则汗出，说明胃经营血温度很高，营气和卫气相互作用后，气化方向为热化。当然，随着时间的推移，也可能逐渐出现阳明胃腑的卫气过度蒸发而虚化燥化（即容易口渴）。

所以，一般这样的人容易脸红（热），很多人误以为是害羞，其实不然。望诊的时候，如果发现患者脸容易红，基本上表明其胃经很热。

足阳明胃经局部热化往往与胃（腑）热化同时发生，所以阳明经热化的情况下，人一般喜欢喝冷水。

（2）不容易出汗

为阳明经症，阳明经在脸及额头局部寒化。

这表明脸及额头受寒后，阳明经在此处的卫气寒，导致毛孔闭塞而不出汗。

这时，如果喜欢喝冷饮，这表明胃（腑）还是热的，只是脸部皮肤的卫气被寒化了；如果喜欢热饮，这表明胃经和胃（腑）都被寒化了。

2. 前胸

前胸依然是阳明胃经循行的主要部位，前胸出汗和不出汗所发生的气化情况，与脸部出汗和不出汗的情况完全一致，只是部位不同而已。落实到营卫，情况如下。

（1）容易出汗

为阳明经症，阳明经在前胸局部热化。

如果动则汗出，说明阳明胃经在前胸处营血温度很高，营气和卫气相互作用后，气化方向为热化。当然，随着时间的推移，也可能会逐渐出现阳明胃腑的卫气虚而燥化。

（2）不容易出汗

为阳明经症，阳明经在前胸局部寒化。

这表明前胸受寒后，阳明经在前胸部的卫气受寒，导致毛孔闭塞而不出汗。

这时，如果喜欢喝冷饮，这表明胃（腑）还是热的，只是前胸皮肤的卫气寒化了；如果喜欢热饮，这表明胃经和胃（腑）的营血也都寒化了。

3. 头顶

头顶是足太阳膀胱经管辖的区域，因此头顶出汗的情况，代表了膀胱经在头顶的气化情况。落实到营卫，情况如下。

（1）容易出汗

为太阳经症，足太阳膀胱经在头顶局部热化。

如果头顶动则汗出，说明足太阳膀胱经的营血在这里郁积而发热汗出，可能是由于后背不出汗导致的气血阻碍所引发。

（2）不容易出汗

为太阳经症，足太阳膀胱经在头顶局部寒化。

这表明头顶受寒后，太阳经在头顶部的卫气寒，导致毛孔闭塞而不出汗。

4. 后背

后背是足太阳膀胱经管辖的区域，因此后背出汗的情况，反映了膀胱经在后背处的气化状况。落实到营卫，情况如下。

（1）容易出汗

为太阳经症，足太阳膀胱经在后背局部热化。

如果动则汗出，就要注意是否局部营血太热，而热的原因要考虑是否是局部湿气阻碍，气分无法将营血的热散出皮肤，或者气分虚，没有足够的气把营血的热散出皮肤。

（2）不容易出汗

为太阳经症，足太阳膀胱经在后背局部寒化。

这表明后背受寒后，膀胱经在后背部的卫气寒化，导致毛孔闭塞而不出汗。

5. 腰以下

腰以下是足太阳膀胱经、足少阳胆经、足阳明胃经管辖的区域，因此腰以下出汗的情况，代表了足三阳经的局部气化情况。落实到营卫，具体情况如下。

（1）容易出汗

为足三阳经在腰以下的局部热化。

如果动则汗出，就要注意是否营血太热，导致气分虚，没有足够的气把热散出皮肤。

（2）不容易出汗

为足三阳经在腰以下的局部寒化。

这表明足三阳经在腰以下的局部卫气寒，导致毛孔闭塞而不出汗。

知识链接

《黄帝内经·素问·太阴阳明论》："四肢皆禀气于胃，而不得至经，必因于脾，乃得禀也。"是说胃给四肢提供了气，但是胃的经络无法到达四肢，是由于脾对全身津液的运转功能，才能到达四肢。

推演：

（1）手心的气血来自于从头而来的手三阴经：手太阴肺经、手少阴心经、手厥阴心包经。这三条经所对应的脏腑都在上焦，需要将热能向下降入下焦，热能在降入下焦的过程中，必通过中焦的胃向下降，如果胃经气血不能顺利下降，就将造成手三阴经热能蓄积，这将造成手心温度升高。因此，我们可以用手心的温度来代表胃气不降蓄热的状态。

（2）足部为脾胃所管辖，但是足少阴肾经通往足心，所以足心温度可以直接代表肾经的温度。而肾的温度决定了脾的温度，因此足心寒代表了肾脏寒，间接代表了脾脏寒。

---

6. 手心

从前面的推断，我们看出，手心的状态反映了胃腑的状态，因此手心出汗的情况，代表了胃腑的气化情况。

落实到营卫，情况如下。

（1）容易出汗为不正常状态

胃腑营血很热，将卫气蒸发而出汗，卫气虚，胃腑容易燥化，大便易干。

至于胃腑热的原因，可能是胃气不能顺降，上焦的热不能正常下行。

（2）不容易出汗是正常状态。

7. 足心

从前面的推断，我们也看出，足心的状态反映了肾脏的状态，因此足心出汗的情况，代表了肾脏的气化情况。

落实到营卫，情况如下。

（1）容易出汗为不正常状态

肾脏营气很热，将卫气蒸发而出汗，肾脏气分虚，出现阴虚阳亢，久之则阳也虚。

（2）不容易出汗为正常状态。

二、寒热

正常情况下，全身各部位应该温度均匀，其异常状况如下。

触感寒热

部位	发冷	发热
手心		
足心		
胸部		
腹部		

注：正常状态不用填写。

体温状态

类型	发热		发冷		寒热往来	
体温	持续	间歇	持续	间歇	热多	冷多

注：正常状态不用填写。

中医也非常重视温度，因为其反映了具体部位的寒热情况，但是寒热却有两类：一类是主观感受的寒热，另一类是测量的体温寒热（加入这一条是因为，实际的寒热有的时候主观感受和实测体温不一致，涉及寒热的真假问题）。

寒热问题是出汗问题的延续，相同之处在于寒热反映了气血营卫的相对温度，不同之处在于出汗还反映了表气（毛孔）的开合状态。

① 发热：全局或者局部营血的温度过高。

② 发冷：全局或者局部卫气的温度过低。

问题讨论：是否存在局部血热，同时整体血凉呢？或者局部血寒而同时整体血热吗？

这是可能存在的，如果整体血凉，而局部毛细血管组织堵塞，由于后面的血仍然源源不断地营运过来，可能造成局部血的热累积。

相反，整体血热而局部血寒的状况也是存在的，比如我们手持一块冰，很快局部温度下降，但是整体温度依然是高的。

（一）不同部位的寒热

1. 手心

（1）发热

手三阴经络经过手心，手三阴经对应脏腑心、三焦、肺的热能需要从体内（里气）上焦经过胃腑向下降，手心温度过高，所以提示胃腑温度过高。

引申

● 胃腑血热，而气也将被加热，很容易造成胃内津液不足，即燥化，这也是中医常讲的"水流湿，火就燥"的原理，胃腑燥化则肺内津液不足而口渴（肺之津液是从胃而来被脾蒸发而至，《黄帝内经》讲"饮入于胃，游溢精气，上输于脾，脾气散精，上归于肺，通调水道，下输膀胱，水精四布，五经并行，合于四时，五脏阴阳揆度以为常也"，胃燥则胃内津液不足，上行至肺的津液也不足，则肺内血分之热也无法通过气有效散布，造成口渴）。

● 当然也存在肺内燥口渴，但是不愿喝水的状态，那是因为虽肺内燥，但胃内津液充足，胃内温度不足以把津液有效地蒸发到肺内，所以肺燥而胃湿，出现口渴但不想喝水。

手心发热和手心出汗的不同之处在于，是否卫气会从手心逸出，逸出后也是分寒热的，其道理在手足出汗处已经讲过。

（2）发冷

发冷反映了胃腑营血处于温度过低的状态，在这种状态下，卫气就被寒化而凝结为湿，这也是中医讲"水流湿"的道理，是说卫气寒凝造成了湿气的发生。

2. 足心

（1）发热

足心发热反映了肾脏阳气过盛（营血温度过高）的状态，血过热则（卫）气被过度蒸发，形成了肾阴虚、阳气亢奋的状态。

（2）发冷

足心发冷反映了肾脏阳气不足（营血温度过低）的状态，血过冷则气被凝结为水，形成了肾阳虚的状态。

3. 胸部

（1）发热

胸部发热代表胸腔内部营血过热，卫气是否寒化不可确定，因为存在血热而气寒、血热而气热等不同状态。

（2）发冷

胸部发冷代表胸腔内部营血过冷，气分寒化，因而胸部发冷。

4. 腹部

（1）发热

腹部发热代表腹腔内部营血过热，卫气是否寒化不可确定，因为存在血热而气寒、血热而气热等不同状态。一般腹部由脾脏来管辖，发热表示脾之气血被郁，郁而化热，正是桂枝加芍药汤的症候。

（2）发冷

腹部发冷代表腹腔内部营血过冷，卫气寒化。腹部发冷就是脾之气血寒化，正是四逆辈（四逆汤系列方剂）的症候。

发热和发冷的症状往往是暂时的，这是因为营血、卫气本身是流动的，营血按照手足阴经升和阳经降的方式流动，卫气按照表里的方式内外流动，正因为流动，身体内原先就存在寒热偏颇的地方，就会被营血和卫气携带的偏颇之寒热所加强或减弱，造成寒热的症状看起来传递到了另外一个经络或者脏腑。

以笔者的认识而言，这可能正是伤寒六经传变的原因，由于更加深入的原理可能涉及古典医学五运六气理论的天文机制，极为复杂，我们这里不做探讨，这是因为本书的目的只是为了让大家明白和会使用古典医学心法来实战，所以不涉及更多或更深入的内容。

（二）不同持续时间的寒热

1. 间歇发热

间歇发热是相对于持续发热的一种状态，表现为体温时而升高。其可能的原因有3种：

① 表气郁（a.有汗的桂枝汤证；b.无汗的麻黄汤证）；

② 中焦胃气不降，上焦热能不能顺利经过胃部向下降，导致上焦发热；

③ 以上两种情况混合。

2. 持续发热

持续发热是体温持续偏高的状态，与前面的间歇发热不同，是表气持续闭塞，营血热能无法释放出去的状态。

3. 间歇发冷

营卫调和则供热、散热平衡，间歇发冷是和持续发冷的一种交替状态，表明体温时而降低，其可能的原因是营血和卫气调和过程中，时而营血胜温度高，时而卫气寒气胜温度低。

4. 持续发冷

持续发冷和间歇发冷不同，表明体温偏低，营血和卫气温度都低。

5. 寒热往来之寒多热少

寒热往来是一种营血的热和卫气的寒交替主导体温的状态。寒多热少，表明气分温度足够低，而血分温度不足以将气分之寒中和。这种营卫交锋的状态，往往可能是小柴胡汤证、麻黄桂枝各半汤证或者疟疾。

6. 寒热往来之热多寒少

热多寒少，表明血分温度过高，气分的寒难以将其中和的状态。

三、头身和四肢

正常情况下，头身及四肢应该没有不适感，其异常情况如下。

异常情况 部位	胀或疼痛	皮肤异常感觉	麻木	其他问题
头	两侧/头顶/后脑/额头	痒、跳动	两侧/头顶/后脑/额头	晕眩
胸				烦闷/喘/咳嗽/躺下则咳嗽更厉害/晚上咳嗽更厉害/白天咳嗽更厉害
上腹				有硬块状物/有软块状物
下腹				有水声
肩背				僵硬
腰				
四肢				乏力不愿意活动、僵硬、抖动

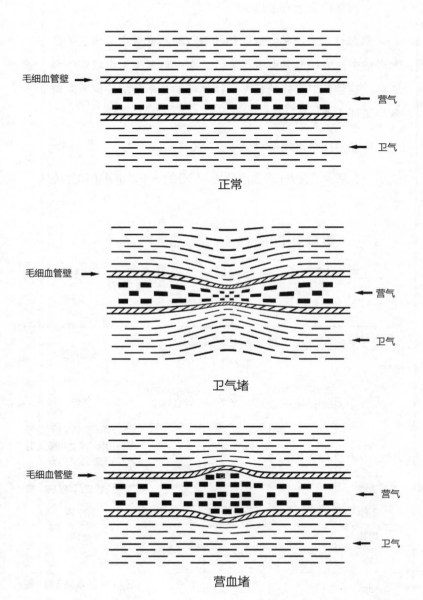

毛细血管壁 →　　　　　　　　　　　　　　← 营气

　　　　　　　　　　　　　　　　　　　← 卫气

正常

毛细血管壁 →　　　　　　　　　　　　　　← 营气

　　　　　　　　　　　　　　　　　　　← 卫气

卫气堵

毛细血管壁 →　　　　　　　　　　　　　　← 营气

　　　　　　　　　　　　　　　　　　　← 卫气

营血堵

营血膨胀（热）或卫气收缩（寒）会导致两者间的毛细血管管壁压力发生变化，从而产生胀或痛感。

（1）胀或疼痛

疼痛是更严重的胀，按照现代医学理论应该是神经感受到疼痛，没有超过疼痛阈值为胀，超过其阈值为痛。

在毛细血管层次（脉络、孙络、浮络），营血阻塞往往有以下几个原因。

① 瘀血阻塞，造成后面的血无法前进，压力变大，将造成此血管变形，出现疼痛，甚至发热，这个过程就是中医所讲的木郁，郁而发热。

② 气分痰湿阻塞，气因为寒而造成了寒湿，流动性能变差，在局部阻塞血管，血管同样会变形，出现疼痛，甚至发热，这就是中医所讲的土湿木郁、郁而发热的过程。

③ 外力作用，比如绷带缠绕，将形成对气血的阻碍，同样会导致胀或疼痛，当然也会导致下游的麻木（气血无法达到）。

④ 表气郁。在表层经络层次，如果表气郁（毛孔不能张开），皮下将郁积超过正常状态的气血，这也会造成胀或疼痛，临床上很多背痛、腰痛、腿痛患者都与此有关。实际上在临床看到子宫肌瘤、乳腺结节患者，都可以考虑木气郁积（血分受阻，血管发生变形，由于在肌肉纤维里面有大量的毛细血管，所以大体看起来是肌肉组织的变形），这种变形就是孙络、浮络等细微层次的变形，需要判别产生的原因，给予对症治疗，往往可以恢复。常常会产生令现代人认为不可能发生的"医学奇迹"：纤维

化逆转、肌瘤消失等。由于外力导致的这种阻塞也存在，比如避孕环的放置可能引发局部经络的压力增大，营血不能流出，形成闭经或者月经淋漓不尽、月经不调，临床上比较多见。

探讨：虚导致的疼痛

局部气血亏虚，营卫所在的组织因为收缩而产生形变，超过痛觉的阈值，就会疼痛。

（2）麻木

有了前面微观层次的营卫或者气血的互动，就很容易理解，麻木是局部气血少，气血不能通达造成的神经无感状态，与前面气血郁积产生胀和疼痛的机制正好相反。

（3）眩晕

眩晕的形成和现代医学研究差不多，与耳有关。

胆经通达于耳朵，当气血不能正常顺着胆经向下降的时候，胆经气血将堵塞在头部，造成眩晕。眩晕是《伤寒论》少阳证的提纲证，因此眩晕发生的时候首先考虑小柴胡汤。同时眩晕是胆经经气堵塞，胆经气为相火，本来是湿热的，堵塞久了容易进一步化湿热（木郁而化热），那时程度更厉害，需要对湿和热分别进行对治。

（4）烦闷

中医认为心藏神，心主血和脉，也就是说神藏在心的血分。手少阴心经所连接的心如果发生热化，或者血的温度过高，人就会处于亢奋状态，如果这种状态继续加强，就会出现躁狂，《伤寒论》里面说"其人如狂"就是这个状态。

而少阴心寒化，神就会出现抑郁状态，就是《伤寒论》所说"但欲寐"，这是少阴提纲证。

（5）喘

中医讲肺主宣发肃降，是说肺气通过皮毛向外发散，通过三焦水网向下运往膀胱。我们知道，人体90%的热量通过皮肤散出去。肺主皮毛，按现代理解，皮下排汗的水气和肺呼出的水气通过经络、脉络等是相连接的，而且皮肤散热的功能和肺散热是一样的，通过挥发水蒸气直接把热散出体外。这和汽车发动机的散热器工作原理完全相同。由此可以看出，肺所行之水向外与皮肤相连，向下与膀胱相连，可以从这个角度理解宣发和肃降，是把热能向外和向下运行。

如果肺不能正常散热了，就需要加快呼吸速度来散热，这就是喘的形成机制，而喘的原因，可能有以下几个。

① 肺内营血过热，肺内卫气的散热效率不高，无法将热快速散掉，导致热蓄积。

② 肺内营血过热，其原因可能为：

a. 全身血分温度过高；

b. 肺局部温度过高，又可以细分为以下几种。

● 全身表气郁，皮肤散热功能失灵，导致肺内营血过热。

● 肺经营血走阳明大肠经，然后走胃经，如果胃气不能顺利下降，将造成肺内营血偏热。

● 肺内有瘀血，造成肺内血液循环受阻，出现过热，这将导致肺动脉高压。

● 肺内气分有瘀阻（痰湿），阻碍了血分的正常前进，出现局部过热，这也将导致肺动脉高压。

③ 正常的肺气（卫气、津液）不足，营血热无法散出。而正常肺气不足的原因可能为：

a. 大量出汗丢失津液，造成肺内津液不足，这就是大气下陷；

b. 脾阳不足，无法将脾输送到肺的水充分气化（上焦如雾），因此肺内出现过多的水或痰湿，水和痰湿流动性能差，降低了肺的散热效率。

以上种种原因，整体上看类似于气分不能正常地把血分热散出，从而形成喘。

（6）咳嗽

咳嗽是减轻版的喘，其机制和喘几乎完全一致，是由于肺内需要排除多余的水（气）。而导致多余水（气）的原因是表郁或者胃气不降，这也是肺宣发肃降功能的表达（宣发是表气向外散出，肃降是经过肺向下降）。

（7）躺下咳嗽更厉害

躺下咳嗽更厉害是因为在肺内形成了有形的水，即悬饮，但体位从站立改为平躺的时候，悬饮周围组织所承受的压力发生改变，压迫肺部组织（直立的时候，没有压迫肺部组织是因为气分本来是向下行的），进而造成了更加剧烈的咳嗽。

（8）晚上咳嗽更厉害

晚上咳嗽与白天咳嗽的区别，在营卫层次是晚上卫气回到五脏，皮肤表面的卫气减少，皮肤表面散热性能下降，如果肺内血分温度比正常人高，这对肺呼吸散热的要求将增大，因此患者咳嗽得更加厉害，其实是血分过热引发的。

（9）白天咳嗽更厉害

白天卫气在皮肤表层向外散热，在肺内血分温度低的情况下，卫气将热带到皮肤表层，造成肺内更寒，这样就形成了白天咳嗽更厉害的现象。

（10）上腹有硬块状物

中医把剑突以下、胃以上的部分叫做心下（上腹），这个位置是胃经和任脉向下行进的重要通道，也是胃经连接胃腑的重要位置，因此营血和卫气很容易因为胃气不能顺利下降，而在这个位置聚集。

当热的营血和水在这里发生凝聚，是热与水结，形成硬块，这就是《伤寒论》的结胸证。

（11）上腹有软块状物

当以寒为主的卫气在心下（上腹）发生凝聚，是水与湿结，形成软块状物，这就是《伤寒论》的心下痞证。

（12）下腹有水声

下腹部肠道内有水积累的时候，人活动时会发出类似于"咣当咣当"的声音，这是发生在气分的事情，是卫气的寒湿所导致的。但是停留久了，有可能会引发局部血分瘀阻而热化，因此要区别对待，热化的时候会出现湿热，没有热化以前是寒湿。

（13）四肢抖动

抖动在中医称为风象，是厥阴风木的风。为什么会抖呢？现代医学将帕金森病的抖动症状归因于多巴胺的缺乏，然而对于多巴胺为什么缺乏却原因不明。那么中医如何理解这个问题呢？

《金匮要略》中有筋惕肉瞤的记载，成无己认为此证"必待发汗过多亡阳，则有之矣……发汗过多，津液枯少，阳气太虚，筋肉失养，故惕惕然而跳，瞤瞤然而动也"（见《伤寒明理论》卷三）。这里表明了以下问题。

① 阳气虚而寒，我们在伤寒感冒的时候，很多人都会发抖，那是因为冷。

② 筋肉失养表明了气血都虚少的状态。

假设气血在局部缺失而少，于是血液在毛细血管的某个局部发生断续流动，这对于细微层次的肌肉将产生不均匀的运动，即伸展（温度上升）和收缩（温度下降），于是在宏观上形成了抖动。

《四圣心源》中讲木郁而风动，就是说血分瘀阻会导致经络时断时通，温度时高时低，皮肤表面的卫气时而被加热致出汗，时而不出汗，这些断续的压力冲击现象统称为风象。另有"风行善变"一说。

这些说明抖动是气血流动不畅的表现，其过程为：局部营血流动不畅，就会导致局部过热，过热就会造成该处血管内外的气被过度蒸发，形成气血两虚，同时蒸发的气变成膨大的压力，而成"风"。因此，对于抖动的治疗，需要补养气血、活血行气。

（14）四肢乏力不愿意活动

脾主四肢，四肢所需津液由脾来提供，四肢乏力不愿意活动的困顿状态，表明脾阳不足以运化湿气，四肢的卫气凝聚为湿，滞留在血管周围，形成阻力，阻碍了四肢运动，人会感觉到疲惫。

（15）肩背僵硬

肩背在受寒、表气不通、卫气实的情况下，由于卫气温度低，造成毛细血管收缩，卫气和营血都处于一种紧缩的状态，因而由营卫合作构成的"肌肉填充物"，流动性能下降而显得僵硬，这种状态可以通过解表发汗，促进气血运行，也可以通过针刺运行气血的方式来治疗。当然最佳方法还是解表，打开表气之闭，运行局部的卫气营血，才是从根本上解决问题。

（16）皮肤痒

我们认为，痒是轻微的痛，痛是巨大的痒。因此，痒是血分热无法通过气分释放的表现，其原因还是在表气不开，热量无法通过毛孔释放出去，只是这个问题发生在微小的局部罢了。

（17）皮肤跳动

皮肤跳动的原理和痒没有实质差别，是血气被郁，又没有完全堵死的情况下，时而堵塞，压力增大，超过压力阈值，压力逼迫阻塞气血的组织开放，从而使气血通过堵塞点导致的现象和感受。

知识链接：

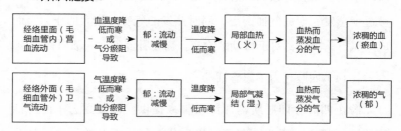

气血被郁后的进展

整个过程是：土湿、木郁、郁而化热、热而血干、干而堵塞的恶性循环。可发生于任何经络等。

四、分泌物及排泄物

正常情况为：

● 大便每日1次，多在早上排出，黄色香蕉状，无异常臭味，排出顺利。

● 小便每日排5~6次，浅黄澄清，无夜尿，无异味，排出顺利。

异常情况如下。

	次数	颜色	性状	气味	顺畅度
痰	多/少	黄/白/绿/黑/红	黏稠/稀	臭/腥	易咳出/不易咳出/干咳
小便	<5/=5~6/>6	浅黄/深黄/红色/白色/无色	清澈/泡沫/浑浊	臊味大	尿急憋不住/尿不出/尿不净/尿痛
大便	<1/=1/>2	黄/白/绿/黑/红	干燥/黑球/前干后稀/不成形/黏稠粘连马桶冲不净/水样便/有未消化食物	排气多/很臭	排不净/排便无力/顺畅
遗精（男）	经常	黄/白/红	—	—	—
白带（女）	经常	黄/白/绿/黑/红	—	腥臭	—
月经	周期：28~30天/>31天/<27天	深红发黑/鲜红色/浅红发紫	血块/量大/量小	腥臭	闭经/淋漓不止/顺利/崩漏（大出血）/月经前痛/月经期间痛/月经后痛

异常症状的气化状况解析如下。

（1）痰

① 多少

痰多表明肺内的气过多，气结成的痰很多，痰少表示肺内的气没有那么多。肺里面的水湿来源于脾。

② 颜色

黄色痰表示肺内气血均热，红色痰表示肺内气血更热，白色痰表示肺内气血均寒，绿色和黑色痰是血瘀且气血均寒，只是程度不同。

③ 性状

痰黏稠表示肺内气血有热（热可以将痰内的水分蒸发掉而变得黏稠），痰稀表示肺内气血有寒（热能不足以将痰内的水分蒸发掉）。

④ 气味

臭表示肺气血热；

腥表示肺气血寒。

⑤ 顺畅度：表示气分水湿状况。

a. 有痰

易咳出表示痰没有粘连在肺上；

不易咳出表示痰粘连在肺上，需要用陈皮之类药物将其排出。

b. 无痰：表示肺内没有过度的湿气。

（2）小便

① 多少

小便过多表示膀胱气血温度不足，将尿液气化的能量不足，尿液不能被气化故而尿多，这同时表明肾的阳气不足，因为膀胱的热能会潜藏在肾，而膀胱本身热能不足，肾阳也就不足了。小便少表示膀胱经络卫气寒化形成湿气，堵塞经络，小便排除不顺畅，这就是膀胱蓄水证。

② 颜色

小便浅黄色为正常，深黄色为膀胱气分有热，红色为膀胱血分有热，白色为寒，若平素小便白混如米泔，则为湿热所化也，无色表示膀胱寒（肾寒）。

③ 性状

小便清澈表示膀胱寒（肾寒），小便内有泡沫表示有湿（脾），浑浊表示湿气更重（脾）。

④ 气味

臊味大表示膀胱气血有热。

⑤ 顺畅度

尿急憋不住，是因为肝气郁于下，郁而冲击膀胱，所以尿急，但肝气郁于下的原因是脾之气升不上去，所以肝气不能正常上行。

　　肝气血不足，疏泄力度不够，不足以使尿顺利排出，由轻渐重的顺序如下。

　　a. 尿不出；

　　b. 尿不净；

　　c. 尿痛。

　　（3）大便

　　① 多少

　　大便偏多表示脾阳虚，湿气重，肝气被郁而冲击大肠，导致大便次数多。

　　大便偏少表示大肠血分热、气分燥化，将粪便里面的水分蒸干（寒热未定，热为阳明腑实，寒为阳明寒燥脾约）。

　　② 颜色

　　大便黄为土色，为正常；

　　大便色偏白为脾气凉；

　　大便色偏绿为肝气郁于脾；

　　大便色偏黑为脾肾寒；

　　大便色偏红为脾气热。

　　③ 性状

　　大便干燥为大肠燥（卫气虚）；

　　黑球为大肠寒燥、脾寒湿，在《四圣心源》中被称为脾约；

大便前干后稀为大肠寒燥、脾寒湿；

大便不成形为脾湿，阳明大肠被脾湿影响而湿化；

大便黏稠粘连马桶冲不净为湿热；

水样便为热利（热泻、阳明热利）；

大便中有未消化的食物为脾阳不足以磨化食物。

④ 气味

排气多、很臭均为阳明胃与大肠气血热化。

⑤ 顺畅度

排便无力为肝气不足（肝主疏泄）；排不净为脾阳不足湿气重，导致大便湿而不易排尽。

（4）遗精（男）

遗精多为肾精收敛不足，脾阳、肾阳均不足以升发肝气，肝气郁积于下焦，冲击而遗精。

颜色：黄色为营血郁热，红色为营血郁而更热，白色为寒。

（5）白带（女）

① 多少

白带多常为肾阳不足以敛阴，肾阳不足以升发肝气，郁于下面，肾精不藏而产生白带。

② 颜色

黄、红色是局部营血郁热的程度不同，黄浅，红更甚。

白、绿、黑为局部营血温度不够，白色为凉，绿色为寒，黑色为更寒。

③气味

白带腥臭表示肝经在子宫局部营血热甚。

（6）月经

月经经血正常状态下是通过冲脉向上行，所以经前很多人会感觉到乳房胀满；由于经血积蓄，血分温度高，所以经前很多人情绪易激动，当肝气正常升发的时候，子宫内的血不会积累太多，只有等到满月的时候，子宫内血压力足够大，血就会冲破子宫壁，形成正常的月经（参考黄元御《四圣心源》月经先期后期原文）。

① 如月经间隔过长，表示肝经瘀血堵塞严重，肝气的疏泄功能被严重的堵塞所阻碍，也无法正常将经血推出体外，只有等到子宫内血积累到很多、压力足够大的时候，才可以将经血推出来，所以月经推迟，这也是闭经发生的前兆。

如月经间隔过短，表示由于脾被湿气困扰，造成了肝经气血升起受阻，被郁在下焦，但是瘀血不是很重，还可以被压力所突破，所以子宫内经血还不够的时候，由于过大的压力，经血很快被推出体外，因此比正常的月经期周期要早，这也是崩漏发生的前兆。

②颜色

经血深红发黑表示肝经营血寒，经血鲜红为正常，经血浅红、发紫表示肝经营血过热。

③ 性状

经血中有血块表示营血内有瘀血，经血量大表示脾阳运化太过，经血量小表示脾阳不足或者肾不藏精或经白带而出。

④ 气味

经血腥臭表示肝经营血热甚。

⑤ 顺畅度

闭经表示肝经在子宫局部被瘀血堵死，经血无法排出。由于营血郁而发热，所以很多女性月经期间因血热而烦躁易怒。

经血淋漓不止表示肝经在子宫局部瘀血堵塞严重但未堵死，但是脾阳不升，导致肝气郁于下，郁而冲击，因此淋漓不尽。

崩漏表示肝经在子宫局部瘀血堵塞严重，肝经被郁而产生的压力巨大，超过阈值的话，会造成血崩。

月经前痛，表示肝气克脾土，脾阳无法升起，导致脾的卫气化湿，阻塞了肝气的升发之路，肝气郁迫于下而痛。

月经期间痛，表示肝经在子宫局部瘀血堵塞。

月经后痛，表示肝经营血亏虚，血虚则风动而克脾土，在下焦郁迫而痛。

五、饮食情况

正常状态：喝水吃饭量适宜，冷热水均可接受，无其他症状。

异常状态如下：

喝水	吃饭	打嗝
觉得口渴/不觉得口渴/不想喝水/喜热饮/喜冷饮	不觉得饿/总觉得饿/饭后腹胀/饭后总上厕所排便	经常打嗝/打嗝气上冲头晕

不正常症状的气化状况解析如下。

（1）喝水

觉得口渴：肺内营血温度高，卫气燥化，津液不足。

不觉得口渴：脾脏寒湿导致阳明胃腑湿化。

不想喝水：脾脏寒湿。

喜热饮：表示脾阳虚营血热能不足，卫气寒湿。

喜冷饮：表示胃内营血热。

（2）吃饭

不觉得饿：表示胃阳气不足，气血过寒。

总觉得饿：表示胃内气血过热。

饭后腹胀：脾之气血热能不足，消化能力不足。

饭后总上厕所排便：中气不足，脾气不能正常向上升起，肝气被郁于下冲击大肠导致排便。

（3）打嗝

胃气通过足阳明胃经下行是正常情况。

经常打嗝：胃经不能顺降，堵塞胃腑之气下行的道路，而上逆打嗝。

打嗝气上冲头晕：脾肾寒湿阻塞了肾经上行之路，肾经经络中的气血排出障碍，间歇性上逆，上冲至头部，造成晕眩。

六、七窍及头部状况

部位	分泌物等	其他情况
脸部	容易长痘 / 容易出油	—
头发	易出油 / 干头皮屑 / 湿头皮屑	白发
耳朵	流黄水 / 分泌物多	耳鸣
眼睛	眼屎多 / 易流泪 / 易干涩	左眼红 / 右眼红
鼻子	鼻塞 / 浊涕 / 清涕 / 出热气 / 鼻发干	—
口	口臭 / 口疮 / 口甜 / 口苦 / 口咸 / 口酸	反胃（食道反流）/ 干呕 / 咽干

不正常症状的气化状况解析如下。

（1）脸部

容易长痘：卫气被郁，毛孔不出汗，营血的热能无法正常释放而温度过高，局部营血膨胀而导致压力增加，长出痘痘。类似于火山喷发的时候，岩浆温度很高，压力很大而冲破地壳（如果地壳可以正常释放热能，岩浆会降温，对地表的压力下降）。

容易出油：和长痘情况一致，只是表气闭塞程度较轻，也是皮肤卫气被郁，毛孔不出汗，但是毛囊可以因为热的原因出油。

（2）头发

易出油：和皮肤易出油原理一致，营血被郁过热，卫气被寒闭塞不排汗，所以出油。

干头皮屑：和出油一致，表气郁，营血过热而血虚。

湿头皮屑：表气郁，皮下有湿气瘀阻，导致卫气实而营血热。

白发多：营血过热伤到血的阴分而血虚。

（3）耳朵

流黄水：少阳胆经湿热不能顺利下行而溢出。

分泌物多：少阳胆经湿热不能顺利下行而溢出，但由于血内热能足够将气蒸干，则偏干燥。

耳鸣：胆经气血不能顺利下行，经气堵塞在头部，由于胆经连着耳内，造成耳内压力异常，出现耳内外气体流动，发出自己可以听到的鸣叫声（吹口哨的原理）。

（4）眼睛

眼屎多：肝经在眼睛局部营血热，同时卫气湿，形成的湿被热蒸干。

易流泪：肝经在眼睛局部营血寒，而卫气寒湿化。

易干涩：肝经在眼睛局部营血热，营血和卫气都被蒸而阴虚。

左眼红/右眼红：左眼红为肝气（营血）上行不畅郁而发热（营血），右眼红为肺气下行（卫气）不畅郁而发热（营血）。

（5）鼻子

鼻塞：鼻在中医理论体系属于肺的开窍，肺气经过这里，这里的经络局部发生卫气寒湿而致堵塞。

浊涕/清涕：浊涕为肺经卫气被营血所蒸而热化，清涕为肺经卫气寒化。

出热气：肺内过热，呼出的气为热。

鼻发干：阳明经经过鼻子，鼻发干是局部营血过热卫气被蒸干的状态。

（6）口

口臭：表示胃经不降，胃腑热，食物残渣在胃内积热腐烂而发臭，气味上逆。

口疮：表示脾气血热，脾开窍于口，实际上胃经和大肠经环口，所以当胃经和大肠经的气血不能正常下降的时候，过多的热能将继续在口中，不能宣泄，因而发生口疮。

口甜：表示脾气血虚。

口苦：表示君相火气血上逆。

口酸：表示肝气血虚。

口咸：表示肾气血虚。

反胃（食管反流）：表示胃气不降，胃腑内水反逆上行。

干呕：表示胃气不降，胃腑内没有过多水的状态。

咽干：胆经气血流经咽喉部，由于胆经不能顺利下行，在咽喉处蓄积的营血过热，蒸发了该处的卫气而干燥。

七、睡眠情况

	质量	易醒时间段
睡眠	不易入睡 ／多梦 ／睡眠浅易醒 ／夜尿 ／打呼噜 ／嗜睡（总睡不醒）	23:00~1:00 1:00~3:00 3:00~5:00

不正常症状的气化状况解析如下。

（1）睡眠质量

① 不易入睡

中医认为睡眠是卫气进入脏腑和营血并行的过程，即所谓"阳入阴"。如气分温度过高/过低，则进入脏腑后营卫温度差距过大，不能及时调和，则不易入睡。

② 睡眠浅易醒

神藏于心，心主血脉，营血温度高的时候，神处于亢奋状态而易醒。

③ 多梦

《黄帝内经》讲魂藏于肝，肝血热而生风的时候，魂不能宁，于是多梦，和睡眠浅的机制一致。

④ 打呼噜

我们都知道吹口哨的声音之所以可以发出来，是因为气流通过狭小的管道，在边缘进行摩擦后发声。同样的道理，呼出气流通过的位置出现了很多狭小的缝隙，类似于门缝很小，气流通过时会发出声音一样。而这些缝隙来自于什么呢？首先缝隙不存在于血管里面（营血），所以一定是血管外面的卫气作祟（实际上是湿气结成的痰）。从肺到呼吸道内存在有形的痰以后，呼吸时就可以发出声音。如果痰在呼吸道的上半部分，就是《金匮要略》里面说的喉中如有水鸡（青蛙）声。肺内的痰来源于足太阴脾，脾寒湿的时候，手太阴肺气从化为寒湿，因此呼吸的时候发出呼噜声。

⑤ 夜尿

夜尿是指睡眠中间起来排尿。我们知道夜间卫气入于脏腑，阳入于阴则眠，五脏温度升高，膀胱温度也会升高，膀胱的气化能力增强，所以不会发生夜尿。

如果气分寒，则膀胱气化不力，膀胱内的水不能有效气化，所以会出现多余尿液。同时脾阳升发不足，肝气被郁于下部，肝气郁而冲击膀胱，故夜间排尿多。

⑥ 嗜睡（总睡不醒）

神在血分，血分热能不够的时候，神处于抑制状态，所以总是嗜睡，睡也睡不醒，就像熊要冬眠一样，应该从肾的阳气不足来治疗。

（2）易醒时间段

① 23:00~1:00

按照经络的子午流注规律而言，这个时间段营血的高峰流经胆经，当胆经或胆腑的营卫气血出现瘀阻的时候，胆经整体压力增大，温度升高，潜藏在血中的神就无法安睡了。

② 1:00~3:00

同理，这个时间段营血高峰经过肝经，肝经或肝脏的营卫气血发生瘀阻，血流动不畅，形成高压，营血郁而发热，所以就会在这个时候容易醒来。

③ 3:00~5:00

同理，这个时间段营血高峰经过肺经，肺经或肺脏内有瘀阻的时候，血流动不畅，形成高压，营血郁而发热，人就会在这个时候容易醒来。

第三章

六气统六经，从心法到实践

　　下面我们就使用气机图，开始从气机升降的角度逐一开始演绎古典中医心法和实践。

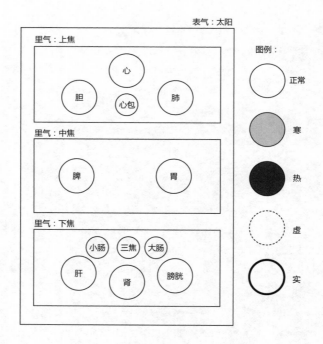

第一节　所有疾病分为经病和脏腑病

病变发生在经络的营卫和发生在脏腑的气血是统一的，因为营卫和气血是统一的。

一般而言，经病的严重程度较轻，因为经络靠近表层，为人体局部生化反应的发生场所，脏腑病较重，因为脏腑在里，为人体生化发生的控制机构。

其关系为：局部和整体的关系，行政区域上类似于县和省的关系。

但首先要提出来的是：六经体系里面，只有太阳病是可以发生经络病而太阳之腑不病的，其余的五经，在发生经络病的时候，脏腑一定会发病，或者说治疗这些经之经络病的时候，可以通过治疗对应的脏腑来治疗该经络病。

因此，我们的气机图对于阳经的表气只显示了太阳经，其余的不显示在表气上。

下面我们将混合《四圣心源》和《伤寒论》，讲述人体脏腑和经络疾病的发生、诊断和治疗。

第二节　六气气化和六经的对应

●气化解析伤寒的心法

人体内的六经，运行着六气，这六气被五脏所气化，同时气又气化流经的组织。

其在诊断和治疗上的价值为：以气断病，以气治气（病）。

① 在人体出现异常气化状态（疾病症状）的时候，我们要问责于六经的六气，因为这六气是运行状态的物质，出现哪一气，就表明哪一经的经气太多了，从而出现相应症状。这就是黄元御在《四圣心源》中六气解处所表达的"一经病，则一经之气见"。

② 而该六经的气是被两个脏腑所气化（手经所接脏腑和足经所接脏腑），如果该六气出现气化太过或不及的现象，其内因是该气所司化（控制气化）的脏腑发生问题，在治疗该六气的时候，就需要对它所司化的脏腑进行治疗。

● 采用黄元御的六气法来讨论和解析古典中医

权且不论《伤寒论》和《金匮要略》是为外感和内伤的区别，我们将用黄元御所主张的六气法（太阳寒水、阳明燥金、少阳相火、太阴湿土、少阴君火、厥阴风木），以及《伤寒论》提出的六经结构（经+脏腑）传变逻辑，从六经角度完全展示六气六经的疾病分类及治疗方法，以及演绎气学中医的思维方式。

足六经+手六经其气和身体对应的关系见下表。

六气	身体六经	手经	气化控制	足经	气化控制	本经气性质	气运动状态	能量方向	主控气化脏腑（司化）	次主控气化脏腑（从化）	经气构成
太阳寒水	太阳经	手太阳小肠经	小肠腑	足太阳膀胱经	膀胱腑	寒	水	藏	膀胱（寒）	小肠（火）	多血少气
阳明燥金	阳明经	手阳明大肠经	大肠腑	足阳明胃经	胃腑	燥	金	收	大肠（燥）	胃（湿）	多血多气
少阳相火	少阳经	手少阳三焦经	三焦腑	足少阳胆经	胆腑	相火	火	长	三焦（热）	胆（风）	少血多气

续表

太阴湿土	太阴经	手太阴肺经	肺脏	足太阴脾经	脾脏	湿	土	化	脾（湿）	肺（燥）	少血多气
少阴君火	少阴经	手少阴心经	心脏	足少阴肾经	肾脏	君火	火	长	心（火）	肾（寒）	少血多气
厥阴风木	厥阴经	手厥阴心包经	心包经	足厥阴肝经	肝脏	风	木	生	肝（风）	心包（热）	多血少气

这张表将自然界的气和人体的气进行了对应，并把人体气的控制中心——脏腑与气化对应，这是《伤寒论》气化解析的基础，大家在后面临证举例中可逐步熟悉，并运用于实践中。

●以气为核心的描述表达体系

六气的气，作为气的存在：

① 其状态用温度、湿度两个维度来形容，只能是寒热（温度高低）、虚实（气的密度大小）；

② 其所在位置，只能用表气、里气（上、中、下三焦）来表达；

③ 其所在营卫的来源，只能用阴（营血、阴）、阳（卫气、阳）来表达。

于是，我们看到以人体气为核心，其古典的描述方法有以下几种。

① 用八纲表示气的性质

- 阴阳

- 表里

- 寒热

- 虚实

② 用六经表示气的归属

- 太阳

- 阳明

- 少阳

- 太阴

- 少阴

- 厥阴

③ 用六气表示气的名字、气的性质、五行气化方向

- 太阳寒水

- 阳明燥金

- 少阳相火

- 太阴湿土

- 少阴君火

- 厥阴风木

以上气的表达方式最终还要落实在营血和卫气层次，由营卫耦合来产生气化作用。

第三节 太阳病

按照六经所运行的气流经（气化的部位）的部位，分为表里两层结构，表气是人体皮肤表面，里气是人体脏腑层面，大体以人体内部脏腑的包膜作为里气分界层。

里气又可以分为上、中、下三焦，以气化功能和经络的运行方向区分。

① 上焦：心、肺、胆、心包所连经络以向下行为降。

② 中焦：脾所连经络向上，胃所连经络向下。

③ 下焦：肝、肾、三焦、小肠、大肠所连经络向上行，膀胱腑比较特别，所连经络主表气外行向下。

所以基本上这个分类方法形成了上焦下行，下焦上行、外行的气机表里出入、上下升降的结构，而中焦的脾胃升降构成了升降的枢纽，只有脾胃正常升降，才能让上、下焦的气血正常升降。

因此，我们在后面按照六经气化解析《伤寒论》的时候，多次使用经络升降这一规则，并落实到手足经络。

太阳病：

太阳寒水之气为病，就会落实在足太阳膀胱经、足太阳膀胱腑、手太阳小肠经、手太阳小肠腑。太阳寒水气在人体司化于膀胱，从化于小肠，因此太阳寒水气在人体主要为寒气，次为热气。

为病的时候会出现：手足太阳经、腑会分别出现寒化和热化的症状。

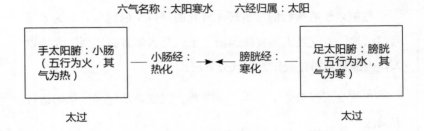

从表里气和上、中、下三焦气的角度来看，《伤寒论》太阳病的结构为（整理自庆云阁之《医学精粹》）：

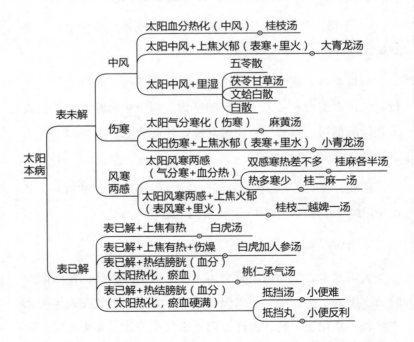

太阳病没有正确治疗称为治坏，坏病分为两类：一类是传入

其他经，另一类是在表里之间，在表气入里的路上。

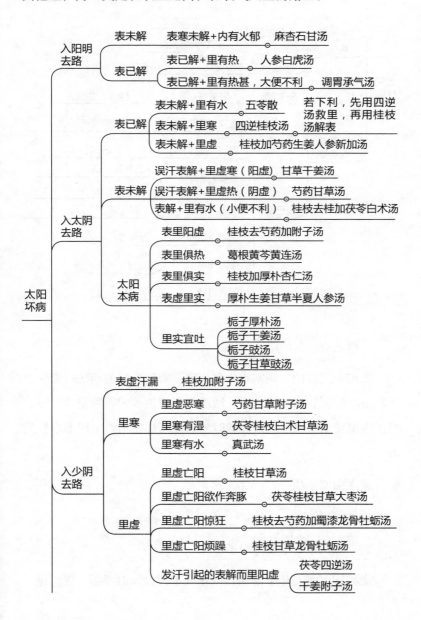

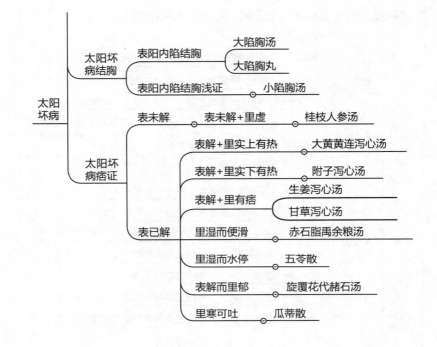

《四圣心源》治法：

太阳经运行的太阳寒水本气为寒，对这个气的治法，隐藏在《四圣心源》的六气治法中，浓缩在六气治法的药物组方当中。当体内出现太阳寒水气太过的时候，就可以使用对太阳寒水气的治法。

治太阳寒水法

苓甘姜附汤

甘草　茯苓　干姜　附子

太阳病，最易化生湿热，以化气于丙火，而受制于湿土也。

若有湿热，当用栀、膏之类。

我们看到的治法大体为温法，这里太阳寒水气主要指寒气。

> 注：按照营血运行顺序，太阳寒水气起于手太阳小肠经，以热为本气，结束于太阳膀胱经，以寒气为本气，所以太阳是水火两气并存、寒热气并存，水火的中气为湿，因此膀胱容易产生湿热。

● 足太阳经膀胱经病（下行为顺）

太阳经为足太阳膀胱经、手太阳小肠经走行部位和所连脏腑，太阳经运行太阳寒水之气，主要的气化控制者（司化者）是足太阳膀胱腑，次要气化控制者（从化者）是手太阳小肠腑。

太阳寒水之气，运行于人体表面，气化方向为寒，五行为水，膀胱腑气化太过和不及的情况下，容易形成寒（寒水太过则寒）和热（寒水不及，水不制火则热）两种趋势和症状。

① 寒主导的时候：容易出现太阳寒化（膀胱经、腑+小肠经、腑过寒）。

② 热主导的时候：容易出现太阳热化（小肠经、腑+膀胱经、腑过热）。

（1）足太阳膀胱之病

足太阳膀胱是唯一一个经腑病分离的，也就是说经病和腑病可以单独发生，六经里面其他经腑都同时发病（引自黄元御）。

① 经病

热化：营气病，桂枝汤证。

寒化：卫气病，麻黄汤证。

② 腑病

寒化：膀胱蓄水证。

热化：膀胱蓄血证。

> 注：膀胱经病产生的机制是膀胱经的气运行受阻，包括皮肤出汗异常、膀胱经经络受阻等，发病部位往往在膀胱经沿线，如头顶、肩颈、腰、腿、膝、踝等部位。

（2）手太阳小肠之病

经腑同病

热化：治法为降心火。

寒化：治法为升心肾之阳。

> 注：小肠与心为表里关系，小肠火来源于心，所以小肠寒化的时候，可以通过温膀胱经（温肾）和强心阳来实现。而热化的时候，可以通过减轻心火（六经少阴热化法）来实现。

下面我们来看看手足膀胱经的经病和腑病。

案例：全身掉白粉的小姑娘——太阳卫气燥化

2年前，我们参加了一个留守儿童的公益项目，作为医疗资源，我们一行人探望了一位特殊的小姑娘。

她11岁了，刚见到她的时候，孩子不怎么说话，眼里怯怯的，看得出来，身边的小同学都离她远远的，连老师似乎也有点躲避她。我看到孩子的脸上和手上干燥得全是白色的粉。孩子的父亲反映，从出生以后就发现孩子有很多健康问题，孩子大便不通畅，更可怕的是，她全身的皮肤除了背后心脏区域有一块完整的干净皮肤，其余地方都会掉皮屑，白色粉末状，皮肤很痒，夏天的时候痒得不能穿衣服。同学们都视之为"怪物"，这对于她的心理发展也非常不利，让孩子和父母都很痛苦，求医十年，一直断断续续的治疗，家里仅有的房子都卖掉了，还是没有治好。遇到她的时候，我学《伤寒论》刚入门不久，思考了好几分钟，忽然一个念头跑进脑子。

病机分析：

首先皮肤干裂是因为皮肤处没有水分，而且不出汗，这表示皮下温度很高，处于卫气被高热蒸发的状态。因为肺主皮毛，所以肺内的津液可能也不足，肺与大肠相表里，而阳明燥便秘的问题正好和肺内津液不足之燥完全一致。如果用什么办法增加肺与大肠的津液，并且发到皮肤表面，这样皮肤不就得到水分的补给而润泽了吗？

处治经过：

于是用麻桂各半汤加白术、白芍、黄芪进行治疗。方中白术在祛除中焦脾湿的同时，可以补水，同时麻黄发表气、桂枝行血气、白芍凉营、杏仁润肺降气、甘草入气血。这样一个简单方子用1周后，孩子的皮肤出现了巨大的变化，原先掉粉的皮肤开始出现片状的块，再服药1周，已经可以看到完整的皮肤了。

第三周如法，但是效果反而没有第一周好，这个时候，才开始留意到原来的便秘问题还没有解决，血分还是很热，于是转方麻仁丸加芒硝，第四周给予凉血养血，疗效就稳固下来了。前后6周时间，一个困扰10年的问题，有了很大改善。本书完稿前，再次见到她，白粉皮屑没有再出现，但是还有不少大块透明的皮肤慢慢脱落，皮肤的温度还是很高，这说明表气依然不通畅，血分还有多余的热，气分还是虚；虽然没有彻底治愈，但疗效依然稳定，目前我们已经获得慈善资源，可以给她做下一步的治疗。

气机探讨：

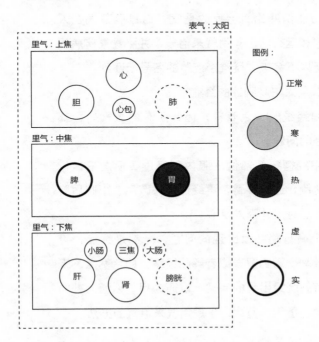

　　我们可以看到太阳表气不开，营血热、卫气燥，由于皮肤表面的卫气和肺内的气实质上是相连的，所以，用麻黄来搬运肺内之气去救表，同时往肺（杏仁）和皮肤（黄芪）里面补充新的卫气。这样皮肤表面就有了水源，那些燥化的情况就得以改善，从而皮肤开始重新出现。

　　以上是我们看到的一个很具有典型代表意义的表气病的案例。

　　这是一种非常难治的疾病（后来查到，可能全世界有报道的就十几例，被认为是先天性没有毛孔），为什么《伤寒论》还有方法治疗呢？

因为《伤寒论》治疗的是气，通过调节气在人身的分布和运行状态，用气来治气，并不看重疾病的名称，所以不会被"疑难杂症"的名号所吓到。

什么是太阳膀胱经的经症？

太阳经统一身之表气，因此所有的表气病，都是太阳经的问题。

太阳经循行的部位从眼内角经过头顶向下，行于脊柱两侧，通过腰臀，再经过膝关节后、小腿后腓肠肌，然后经足外踝入足心。

整个循行路线上出现的问题，全都是经症，可以通过针刺、汤药解表或者解除经络上的堵塞点，来解决所有膀胱经出现的问题，以通为用、以通为补的核心其实就是气血通达，正是用气来治气的办法。

案例：颈、腰、腿疼痛，一次针灸去掉7成——太阳寒化

有一天，见到一位医学院校的教授，提及母亲颈、腰、腿疼痛已经好几个月了，使用了各种治疗方法，推拿、理疗、中西药都试过了，没有取得理想的效果，由于疼痛影响生活质量，因此老母亲特别痛苦，教授讲起这事就忧心忡忡。

病机分析：

我们很直观地感受到老人家的太阳膀胱经出现堵塞，这是典型的太阳经病，通则不痛，痛则不通，很好地说明了这种现象。

太阳经病多为膀胱经循行部位受寒，卫气凝集导致表实，血分被郁，血脉压力增大而疼痛，也就是皮肤不能正常出汗，造成皮肤局部水多的现象，水多就造成了堵塞，堵塞形成了痛点，痛的部位恰恰是膀胱经容易发生堵塞的部位。

也可能是里气寒（肾寒、脾湿），造成湿气堵塞经络而致疼痛。

果然，老人家说背后觉得冷，皮肤不出汗。

处治经过：

于是针刺腿部膀胱经，将上身经络里面的气疏通到下面，因堵塞造成的压力过大而形成的疼痛，10分钟内消失，而且老人觉得身上好像暖和了不少（这是因为气行则血行，新的热能随着经络里面的气到达了背后）。但是，由于后背还没有出汗，因此仍然需要用麻黄汤发汗解表来解决卫气实的问题。由于种种原因，老人家没有迅速吃上中药。后来随访，得知疗效持续了5天，然后疼痛又开始了。这充分说明太阳经表气不通畅，此问题必须解除掉，才可以真正治好膀胱经沿线的疼痛问题。

气机探讨：

太阳病的经症分为两类：一类是不出汗造成卫气实（水多），卫气实引发了营气（血）流动不畅，形成堵塞，而引发疼痛。另一类是营血热，卫气被蒸发而形成表虚，由于营血热而膨胀，挤压经络，同样会造成疼痛。

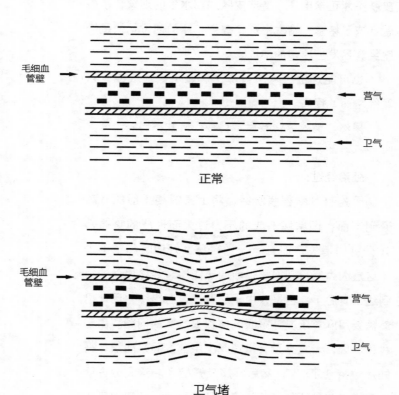

正常

卫气堵

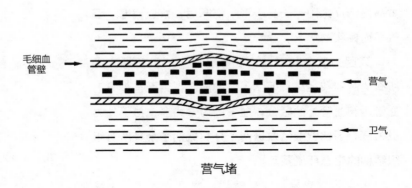

营气堵

《黄帝内经》所讲营行脉中、卫行脉外：

卫气来源于肺，为金，主凉降收敛（通俗讲就是散热降温，作用类似于汽车的散热片）；

营血来源于肝，为木，主疏泄升发（通俗讲就是加热升温，作用类似于汽车的发动机）。

营卫是肝气和肺气在微观结构的全息表现，而且营卫直接连通到肝和肺，就像大海、湖泊、水库、井、土壤里面的水，实质上是互相连接在一起的，所以当我们看到营血问题，需要想到肝，当我们看到卫气问题，需要想到肺。

这就是为什么我们看到皮肤表面的白粉，想起了卫气、肺气等一连串反应的根源。

而我们看到脸上长的红色痘痘，就会想起营血，想到了肝血，临床治疗就有了明确的靶点。

《伤寒论》里面最著名的方剂就是桂枝汤，其次就是麻黄汤了。因为桂枝汤是治疗太阳（一身表气）中风后，营血偏热、卫气被蒸发的气虚状态，麻黄汤是治疗太阳（一身表气）伤寒后，营血偏寒、卫气郁而偏实的状况。

又因为营血和卫气广泛存在于身体，包括六经所有的脏腑和经络，而从人体的解剖框架而言，只有血管内和血管外的区分，血管内为营为血，血管外为卫为气，**因此营卫气血这两个分类概括了全身所有组织结构的生态环境基础。**

大家可以想象，在自然界，水只能存在于土壤中、地上地下水中和空气中，地上的水类似于营血，空气中的水类似于卫气。实际在《黄帝内经》中的五运六气理论中，地气和天气也就是这两者，以后有机会会专门探讨。

有鉴于此，桂枝汤是治疗营血热虚+卫气热虚、麻黄汤是治疗营血寒实+卫气寒实的两个根本方、根本法则，由于营卫概括了人体所有的气和水，而桂枝汤和麻黄汤分别处理这两类气或者水，所以麻桂的处方框架经过变通，可以广泛用于全身各个脏腑、经络、部位的气血营卫的治疗。

对这两个方剂，我们的认识如下。

① 桂枝汤

白芍凉血养营阴，甘草补气血，大枣补脾生血，桂枝行血（气行则血行，血行则气行），生姜降胃气行卫气。

② 麻黄汤

麻黄发散卫气（由于卫气与肺相连，因而可以平喘），甘草补气血，杏仁补肺降肺（卫气），桂枝行血（气行则血行，血行则气行）。

我们再来看看《伤寒论》太阳篇的提纲证：太阳之为病，脉浮，头项强痛而恶寒；头项痛，腰脊强。

我们可以清晰地看出来，《伤寒论》太阳病讲到了经络循行部位发病。

① 因为外邪寒气引起毛孔闭塞，皮下的卫气受寒收缩，导致皮肤下或者关节中出现了超越常态的向内收缩的压力，从而产生了疼痛感。

② 或者因为外邪风气引发毛孔闭合障碍，皮下卫气发散，导致营血无法被卫气有效散热，营血蓄积了超过常态的热量，于是皮肤时而汗出，同时积蓄了超过常态的向外膨胀的压力，肌肉因此出现了疼痛感。

而这两种情况的治法，都是发汗解表，只是桂枝汤注重凉营血发汗，麻黄汤注重泻卫气发汗。

案例：意外好转的脱发——太阳寒化

一位朋友头顶区域脱发严重，所剩无几，询问之下发现头部不出汗，前胸后背也不太出汗，身上经常出油，气味大，衣服洗干净后，经常都可以闻到特殊的气息，甚是苦恼。脚心常常发冷，经常感觉乏力，舌上有一层白苔。

病机解析：

有了前面的基础，这个案例就非常简单了，是因为表气郁导致身体中的热能无法正常通过皮肤释放出去，因而血分郁热，因为热而发出特殊气味。

处治经过：

用麻黄汤进行解表治疗，后续进行随症治疗，透发汗之后，皮肤出油状况结束了，头部出汗后，居然又重新长出密密的头发来了。

气机探讨：

表气郁带来的问题很多，因此见到表气郁，以先解开表气为上策。

很多人有脂溢性脱发，就是头皮会释放很多油脂，而且是有味道的，这就是卫气郁，进而营血被郁而发热，这样的人往往头皮出汗状况不佳，可以考虑针对太阳经气郁的状况给予治疗。

当然，脱发还涉及血分热和气分虚的问题。发为血之余，这形象地表达了血分问题会引起头发问题。肾之华在发，肾主水，所以头发的光泽度又取决于气分的虚实，因此真正治好脱发还需要考虑肝、肾这两个脏腑的状况，需要随症治之。

我们在这里提出脱发问题，是希望大家重视太阳表气问题是形成脱发很重要的原因之一。

案例：30年头痛一朝结束——太阳寒化

一次，与一位艺术家朋友同车，闲聊起来知道他头顶疼痛了很多年，做过无数种检查，显示没有什么特殊问题，也用针灸治疗过，每次都是针灸时疼痛减轻一点，但随即恢复疼痛。这些年来，习惯了这种疼痛的感觉，几乎觉得疼痛就是人生的修行。因为在车上，不便舌诊和切脉，于是细问了他关于表气的情况，疼痛部位为头顶靠近后脑勺的位置，基本可以定位在足太阳膀胱经覆盖的区域（一般督脉和厥阴头痛会伴有其他症状，如口中吐干沫、头晕等，而他没有，所以可以直接定位为膀胱经），然后问出汗情况，回答说额头出汗很多，头顶出汗少，后脑勺不出汗，其他部位，比如前胸、后背都正常出汗，头痛在天冷的时候会加重。

病机分析：

我们可以很明显地看到其膀胱经在头顶近后脑勺部位受阻，由于膀胱经是从眼内眦向上向后循行，因此其下游的气发生堵塞，就会造成头顶那个位置的营卫在顺经络流动的时候受阻，局部压力增大而疼痛。

处治经过：

给予麻黄汤加白芷、川芎、半夏发汗治疗，发汗的过程是穿上羽绒服，带上帽子，把几剂药全部煮好，安排在一个轻松的周末上午，每半小时喝一剂药，几剂药之

后，终于实现了头部出汗的目标，不经意间，在酣畅淋漓
的头汗出来后，结束了30年已久的头痛，分外高兴。

气机探讨：

疼痛的病机基本上是一致的，就是营血被卫气所
郁迫而致血管收缩，或者营血郁热膨胀而致血管扩张，
产生疼痛。而这些都是气郁于局部造成的，因此，在全
身各处出现疼痛的时候，首先需要考虑痛点的营卫关
系，以及痛点经络上下游是否出现了堵塞，找到原因，
用针灸或者汤药把局部造成营卫郁迫的压力解除，或者
把经络上下游的堵塞点打通，疼痛就会停止，无非就是
麻黄汤或桂枝汤调节气血的路线。

● 足太阳膀胱腑病（上行为顺）

足太阳膀胱腑本气气化的方向是寒，气化太过则属于寒化，
而温度过低，则尿液清澈透明，寒化会引起气不能被气化，导致
气凝结为湿气，阻碍经络，妨碍膀胱排泄尿液的工作，因此膀胱
本腑出问题，一般都会表现在排尿上。

膀胱腑本气气化不及的时候会出现热化，导致温度过高（水
不制火），则会出现尿液深黄，如果热入血分，将会导致血凝结
而堵塞，阻碍经络，妨碍膀胱排泄尿液的工作，排尿出现异常，
同时容易伴有尿频、尿痛、尿血等异常状况。

案例：新发高血压一天恢复正常——太阳膀胱蓄水

一位年龄38岁的朋友,最近头晕,经检查发现高血压,于是开始吃口服降压药。意外的机缘相遇后,我们对他进行问诊,发现他头顶出汗很厉害(《伤寒论》的但头汗出症之一,一般前胸、后背就不怎么出汗了),果然前胸、后背不出汗,更重要的是尿少,舌诊看到舌苔白,身上略怕冷,手足温度正常。

病机解析：

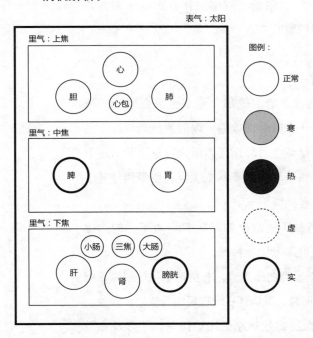

看上图,其实从说起"但头汗出"开始,已经

有大概的诊治方向了，就是太阳阳明的表气应该稍郁，畏寒表示毛孔受寒闭塞，卫气寒实，虽然前胸也不出汗，属于足阳明胃经（走身之前），但是太阳统领了一身之表气，所以仍算太阳病。同时，小便少正是膀胱腑气化不利的症状，所以我们判定其经络里面应该有很多湿气，阻碍了营血的流动，营血外周压力大，所以血压就高了，应该考虑膀胱蓄水证。

处治经过：

给予患者五苓散进行治疗，患者吃药后，全身出了湿乎乎的汗，尿量立刻增加，当天血压即告正常，后再调理脾胃收工。

气机探讨：

我们看到该患者卫气郁，造成全身血管的外周环境（卫气行于血管外）收缩，同时膀胱腑排尿不正常，这进一步造成血管外周压力增大，从而使血压升高。解除了表气郁和膀胱不利（湿阻膀胱经用猪苓）的问题，血压自然降下来。

但这种高血压的治疗并非所有高血压病的治疗方案，因为这位患者比较特殊。

① 他是新发高血压患者，各类症状不是很深入缠绵，对于中医而言，其病还在表在经络层次，比较浅。

② 其高血压的致病原因比较简单，不涉及血分的问题，所以治疗起来比较简单快捷。

　　正如李可老先生提出，高血压就是麻桂两方的事情，此言不虚，可以理解为营卫互郁导致高血压的发生，根据病程、全身气机的状况，将营卫之郁迫解开，初发患者即可痊愈。

案例：令人烦恼的尿血证——太阳膀胱蓄血

　　膀胱腑热化会出现很多问题，而且一旦热从气分进入血分，人就会躁狂。因为心主血脉，血热则神不宁，这和妇科热入血室、阳明胃家实导致的结果是一样的。但由于发病程度不重，或者患者忍耐力比较强，所以不一定会出现发狂的症状，但是患者会非常烦躁，心神不宁。

　　有一位女士来电，自述下阴胀痛、尿频尿急、尿深黄色，医院检测尿内潜血，同时情绪非常烦躁，同样各大医院检查没有发现其他问题，也不知道如何治疗。由于远在他省，只好拍照看舌苔作为客观诊断依据。其舌质深红，问诊是否出汗，她告之是可以出汗的。这其实是热结在血分了，于是再问腹部是否可以触摸到硬块，她很惊讶，不知道我是怎么知道的，她自己都没有注意到，小腹部确实有硬块。同时一直患有便秘，小便除了痛以外可以顺利排出。由于阴部痛感不定时发生，偶尔会加强，有时候走路也会痛，这让人非常痛苦，生活质量很差，做了很多检测，却没有发现炎症，至今不知道是什么疾病，所以无法治疗，非常担忧。

病机分析：

根据上面的症状，我们很容易看出来，是膀胱腑出现了问题，而引发的原因在于血分热，问诊的结果证实血分在膀胱附近结成硬块，便秘也表示热结在下焦，尿内潜血一条基本可以直接断定膀胱蓄血证。小便尿频但排尿顺利，这表明膀胱的湿气没有阻碍尿道，这样就可以确定病只是发生在血分了。

《伤寒论》中讲述太阳蓄血的时候，非常明确地区分了血分和气分的病情，以尿是否可以顺利排出作为区分点，其实就是尿血的时候是否伴有膀胱蓄水证而已。

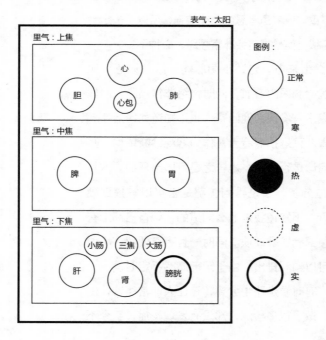

处治经过：

给予标准的桃核承气汤，三剂下去痛大减，排便顺畅，仅剩外阴有点儿胀。后面随症调治至痊愈。

气机探讨：

中医为什么素未谋面即可治愈疾病？

中西方都有远程医疗服务存在，但是中医由于不需要设备诊断和生化检测，所以更加适合，可以直接开处方，这里面的原理究竟是什么呢？

这只能说明，中医通过恰当的精确问诊，即可掌握患者的脏腑经络气机情况，从而进行有效治疗。这需要医生知道该问什么，怎么问不会误导，而这一切的前提是医生脑中有一个气机模型，通过问诊、鉴别问诊，确认气机的运行状态，落实到营卫、六经、脏腑层次，并进行原理推演，确定患者的病机、疾病的标本，然后就可以治疗。

本病案中的几个核心如下。

① 大部分尿血确定为膀胱蓄血，其疾病的本是由外感引发，外感导致的高热未给予恰当治疗，蓄积在体内，顺着膀胱经进入膀胱血分，结于膀胱，从而产生了后续系列反应。

② 患者可以正常出汗，表示本病虽然由外感引发，但是外感已解，不用处理。

③ 同时大便闭结既是热结血分的外环境（下焦燥热），而且热结膀胱也加强了下焦的热而导致便秘。

④ 小便顺利说明水湿没有堵塞经络，所以可以直接按血分进行治疗。

• 手太阳小肠病（经病+腑病）（上行为顺）

手太阳小肠经是太阳的手经循行的部分，主要分布在前臂外侧后缘、肩胛部以及面颊部。

其气化方向为热，五行为火，小肠经腑气化太过和不及的情况下，容易形成热（寒水不及，水不制火则热）和寒（寒水太过则寒）两种趋势和症状。

手太阳小肠又可以分为经病和腑病，经病和腑病又各分为寒化和热化两类。

案例：多年的瘊子一夜间消失——手太阳小肠热化不升

某患者右手小指掌指关节的边缘有一颗长了将近十年的瘊子，也去过几次医院，但是当时没有医生能说出个所以然来，再加上也没有影响生活，也就没有管它。

病机分析：
瘊子无非是皮肤中的有形之物没有散开，而是在

这个地方停留下来。而停留下来的原因是这个地方不太
通畅。这个地方不太通畅无非有两个原因：一个是由于
外界原因使得汗孔开合异常，表气不畅；另一个是本身
皮肤经络里层通道不是很顺畅，无法有效将气血运走。
一旦把这两个原因解除，问题就可以迎刃而解了。

处治经过：

当时刚开始学习《伤寒论》，对《伤寒论》还
不是很熟悉，因为患者有感冒症状，用了一剂麻黄汤
加减，结果奇迹出现了，多年的瘊子消失了！

气机探讨：

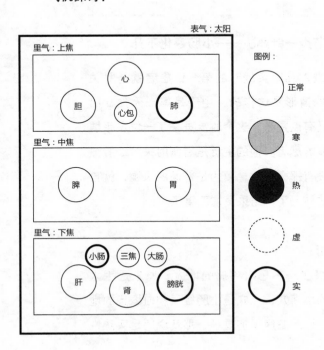

太阳表气不开，卫气寒实，卫气实就是说明卫分气多了。而肺又管着全身的皮肤，皮肤表面的水和体内其他地方的水是相通的，所以表气不开的时候，体内与外界就不能顺利地执行能量交换的工作。而长瘊子的这个地方正好是手太阳小肠经循行所经过的地方，也属于太阳经的范畴，故而解表的同时移动了整条经络的气，从而改变了经络的顺畅程度，因此瘊子消失不见了。

案例：肘关节炎一针解决——小肠寒化不升

记得我进入临床实战时的第一位患者就是肘关节炎。当时的情形是这样的：由于是第一天独立出诊，心里还是有点紧张，这个时候进来了一位左手扶着右侧肘关节的患者。他的主诉是右侧肘关节红肿热痛，刚开始没有那么严重，以为是普通的风湿，就自己买了风湿贴贴上了，结果更加严重了。

病机分析：

仔细触摸了一下患者疼痛的地方，原来是手太阳小肠经上的小海穴，此穴是小肠经气和血聚集的地方。既然贴了风湿贴病情加重了，那就说明是实热性的疼痛。那么小海穴这个地方被堵，解决此处的压力和多余的热，问题就可以解决了。

处治经过：

先用一根针灸针直刺进入小海穴，得气之后，将针尖方向变成顺着经络的走向（向肩膀），继续施用捻针手法。当患者说针感冲到了肩膀的时候，将针取出，让他活动活动。他笑着说肘关节没事了，就是感觉被通了电似的。

气机探讨：

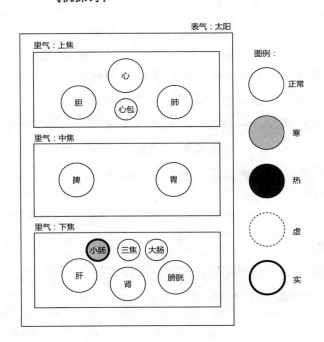

红肿热痛，就是说明局部既有多余的热没有散开，又积聚了过多的压力。所以用针刺的方式把热散开，同时释放局部压力，问题也就解决了。

案例：见到便血，请不要自己吓唬自己

有一天，表弟给我打电话说："出大事了，大便有血，说这可怎么办，是不是肠子里破了……"

病机分析：

《金匮要略》：小肠有寒，其人下重，便脓血。《四圣心源》中也提到了便血。小肠的气化方向为热，五行属火，但是由于小肠的寒湿移于大肠，且郁而生风热，冲破血管而见便血。故而需要暖小肠之寒、利小肠之湿，再酌以濡养风木之药即可。

处治经过：

用黄土汤加减治疗本病，治疗1周后不仅便血解决了，连原来的大便不成形的情况也解决了。

气机探讨：

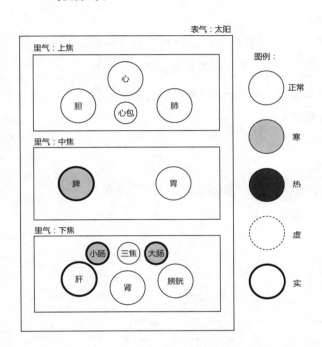

　　小肠的寒湿传到大肠，大肠的血分被寒湿郁而生风生热，而黄土汤的组方结构正好针对这几个问题。

案例：手术不一定是痔疮的首选

　　有一位患者主诉说肛门处长出了一个"小肉球"，已经去医院检查过，是痔疮。医院让他做手术，但是本人十分抗拒手术，问中医有没有好的办法解决。

病机分析：

痔疮是手太阳小肠腑病，是小肠热传到大肠，而肛门又为大肠之末端。当小肠热移到大肠，小肠火本应上行却未能上行，继而血也不能上行，最终脱失于肛门处，并凝结为痔。

处治经过：

用黄元御的茯苓石脂汤加减治疗，1周后再看，已经找不到"小肉球"了。

气机探讨：

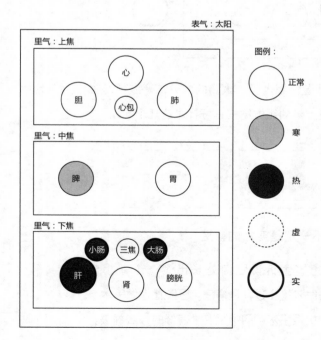

大肠、小肠的气化均表现为实热化，而肝木亦郁而生热，肝血不足者亦可生风。茯苓石脂汤清利大、小肠湿热，同时达木郁清木热，从而达到治疗的效果。

第四节　阳明病

黄元御认为除了太阳表气病，其他经出现问题的时候，都是经和脏腑同时出现问题。所以我们在前面专门讲了表气病，现在其他经统统归入里气病。

中医所讲的升降出入，我们从宏观层面把握，可以理解为太阳经气统领了所有的三阳经气，从头部沿人体表面的后背、前胸、两侧向下行，分别为太阳经、阳明经和少阳经，这三阳经气全都在表面行走，但是都归于太阳病，主要治法为解表。

上焦的气除了从三阳经的表气向外散布，还会从里通过胃腑向下行进，由于胃在中焦的位置，是人体内部之气下行的唯一通道，一旦发生状况，将会继发很多问题，因此我们从这里进入里气升降问题的探讨，先讲胃气下行不顺的情况，然后再谈上焦下行之气受阻的情况。

在《四圣心源》的气机升降描述中，脾胃是气机升降的枢纽（见下图），脾为阴土，胃为阳土，从人体解剖结构来看，肚脐以上为胃管辖，肚脐以下为脾管辖。从经络运行方面而言，脾要向上行，胃要向下行。如果脾经和胃经运行出现故障，就会导致胃气下行受挫，出现胃逆（打嗝、反胃、呕吐等），而脾气上行受阻，就会导致脾气下陷（腹痛、腹泻等）。

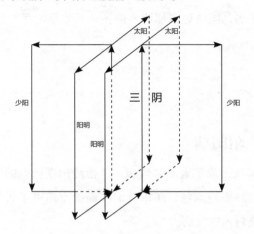

从功能角度而言，脾胃是摄入食物和水、制造精和气的重要器官，被喻为"后天之本"，如果脾胃功能失调，身体其他部位的能量或营养供给都会出现问题。

同时由于脾胃的升降是肝肾之气上升、心肺之气下降的前提，因此脾胃气升降出现问题的时候，全身气机都会受到影响，这也是身体容易生各种杂病的源头。

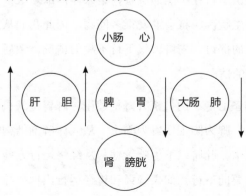

阳明经承载的气叫阳明燥金，阳明燥金气在人体，司化于大肠，从化于胃经，因此阳明燥金气主要为燥气，次要为湿气，正常状态是燥和湿调停的状态。

从经络循行方向而言，营气先通过大肠（早5~7点），然后通过胃（早7~9点），然后通过脾（上午9~11点），所以大肠燥气将先抵达胃来对抗胃内多余的水液，让胃保持在一个相对燥湿调停的状态，相反如果大肠湿化，胃也就湿化了。所以临床上很多患者大便稀溏的时候（湿化）都不怎么喝水，而大便干燥的时候（燥化）一般都容易多喝水。又由于阳明经以大肠气化为主，所以手足阳明经同时表现出来，大肠燥而胃湿，或者胃燥热、脾湿，这点在《伤寒论》里面较少提到，但是临床上比较常见。

阳明篇

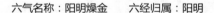

六气名称：阳明燥金　　六经归属：阳明

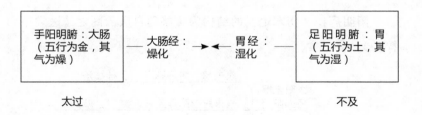

| 手阳明腑：大肠
（五行为金，其
气为燥） | 大肠经：
燥化 ►◄ 胃经：
湿化 | 足阳明腑：胃
（五行为土，其
气为湿） |
| 太过 | | 不及 |

我们看到阳明经运行的气：阳明燥金，其气为燥，燥化太过、燥化不及的时候发病的就是燥和湿。然而燥气终究难以和湿气抗衡，所以疾病多表现为湿的一面，湿的治法则归为太阴的治法。而燥的治法，《伤寒论》明确提供了几个方案。

● 足阳明胃病（经病+腑病）（下行为顺）

足阳明胃经，起于鼻翼两侧，经过胸前、双腿的正前面向下至足。其容易发生堵塞的地方有：①足阳明胃经表气络胃的地方（古称心下，即剑突以下、肚脐以上的区域），容易发生《伤寒论》中所说的痞证和结胸证；②足三里向下进入冲阳穴之间的部位；③前胸，因为表气堵塞不出汗。

胃经向下容易出现堵塞，出现胃气上逆的症状，包括打嗝、反胃、呕吐等。

胃经表气郁，容易出现不出汗，胃经热化的现象，出现脸部多油、容易长青春痘、容易脸红、口渴鼻干、环唇干燥等现象。

胃腑燥化一般表现为口渴、饭量大，胃热上逆则口臭，胃腑燥的前提一般为热，因为营血之热会蒸发卫气，卫气虚少则表现为燥化，燥化则容易出现燥屎，进一步燥化就出现胃家实，大便秘。

阳明病在《伤寒论》的结构为（整理自庆云阁之《医学精粹》）：

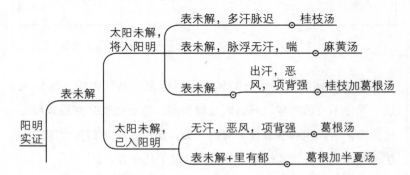

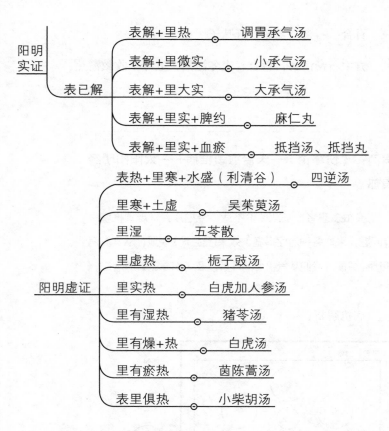

我们从中看到的治法为：气分用承气法；血分用抵挡汤法；表未解用解表法；阳明气分虚除白虎汤以外，阳明气分实（湿）用太阴利湿的治法。

《四圣心源》治法：阳明经运行的阳明燥金气的治法，在《四圣心源》中进一步浓缩在药物组方中，当体内出现阳明燥金气太过的时候，采用针对阳明的治法。

治阳明燥金法：

百合五味汤

百合　石膏　麦冬　五味子

方中石膏清解，百合、麦冬滋阴，五味子收敛清热。

案例：《伤寒论》一天治愈颈椎病——太阳阳明经表郁

有很多患者，长期颈椎不适，经拍片会发现颈椎增生等问题，采取各种治疗措施，效果往往不太明显，从其发病原因简单谈谈我们从气机上的理解以及《伤寒论》的治法。

病机解析：

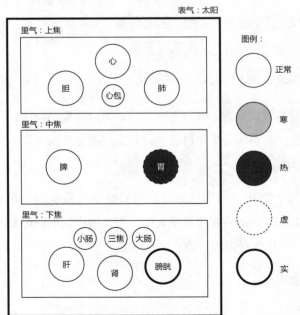

　　从上图中我们看到太阳膀胱经+阳明胃经的经络发生了表气闭塞的现象，即《伤寒论》所谓的项背强几几的症状。

　　由于发病日久，很多患者已经没有明显的畏寒、怕冷症状，但他们或多或少会出现以下症状：额头或者头顶出汗，前胸一般不出汗，后背、肩颈部一般不出汗，每次受凉病情加重（所以一般会采取高领服装、围巾等办法遮挡肩颈部）。

　　这些症状的出现，从气化的角度来看，三条阳经会向外散热，当前胸和后背不能正常出汗散热的时候，热能代谢就会出现问题，由于头是六阳之会（手三阳经+足三阳经），所以是最热的位置，本来就容易出汗。如果前胸、后背两者或者前胸不出汗了，会导致热能代谢集中于头部或者少阳经的腋下，头汗或腋下汗就会很严重。很多颈椎病患者肩颈部卫气已经闭住（毛孔不能排汗散热），将造成局部卫气实，皮下压力增大，气血循环减慢，导致肩颈疼痛、肌肉僵硬。

　　这里还有一个"小秘密"，就是颈椎病患者比较容易脸热脸红，自己往往觉得是害羞造成的，其实不是，是阳明经散热出了问题，这在阳明胃的经症处会再次谈到。

处治方法：

　　《伤寒论》里面经常会提到"随症治之"，是说根据具体的症状来区别治疗，说这句话的时候，往往是大的病机解析和治疗方案已经谈完，在第一步治疗后，再根据具体情况给予对应治疗即可。我们也会逐步引入这个词语。

颈椎病的治法为葛根汤加减，需要具体分析气郁发生在太阳还是阳明，气分为主还是血分为主，有没有瘀血，有没有其他部位的基础疾病，来决定具体的加减法、治法以及实施顺序。

在我们的治疗经验中，对肩颈不适的患者，以葛根汤为大框架进行一次性发汗治疗，很大一部分人一次性治好了多年的颈椎问题。

气机探讨：

由此我们看到，看似非常难治的一种疾病，在《伤寒论》设计的气机系统中，其实都有对应的答案。如果我们使用气机气化方法来看待《伤寒论》的理论结构，明了气化逻辑，理解营卫气血的差异，就可以在临床实践中，灵活地对症状的气化原理进行解析，并找到治疗方案。

我们经过了大量的理论研究和实践检验，认为《伤寒论》的气化解析是理性的、结构化的、结果可重现的，因此希望通过我们的普及，让越来越多的中医爱好者和从业者，逐步开始使用气的思维方式来使用《伤寒论》，重建对古典中医的信心，为越来越多的患者减轻病痛。

在整个气机的解析中，我们非常重视表气的状态，表气不开情况下，首先通过发汗解表等方式打开表气，解决好气的出入问题（人体内和人体外的气代谢，或称为热能代谢），然后再解决气的升降问题（人体内部气循环或热能升降循环）。

于是很多疾病可以得到妥善解决，有规律可循，疗效可以高度重视。当然也有用药物先解决升降问题再解决出入问题的情况（那是在里气极寒的情况下）。

了解了这些原理，是为了让我们在使用任何一种治疗手段的时候（针灸、推拿、药物等），因地制宜，灵活处理，有的放矢。

案例：美女三愁一泻而去——阳明胃经腑热

有一位三十多岁的美女，前来求教说脸上痘痘不断，经常出油，还经常口臭，做了各种检查，擦了很多药膏，买了很多功能性化妆品，最后还是搞不定，想问问中医有什么好办法，愿意吃一年半载的中药进行调理。

痘痘以红色为主，这是阳明胃经腑燥热，对胃经而言，表气郁、营血热，对胃腑而言，燥热太过。旋即问她大便情况，诉大便不太好，又问是否想喝冷水，诉爱喝冷水。问诊即告完毕。

切脉示胃脉洪大。

病机分析：

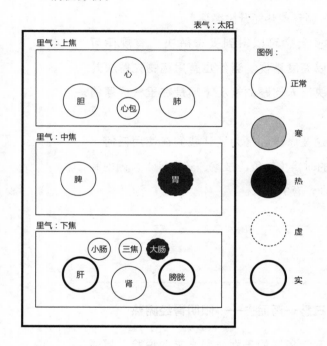

处治经过：

阳明经病用葛根汤解表至前胸汗出，再用调胃承气汤泻下至胃腑温度正常，脸上不再出油，痘痘开始消退，口臭消失。后期随症调节营血和身体其他问题即告结束。

气机探讨：

阳明表气郁是阳明经热的一个外在原因，阳明经、腑均热造成脸部散热不正常（前胸是人体散热的大通路之一），血分郁热散不出去，就会出现火山喷发的现象（痘痘），解开表气，解除胃腑燥热，调和气血，就可以让血和气正常工作，痘痘即可消失。

引申：

临床上还可以见到很多人皮肤下面有很多黑红色的斑点，于是用激光治疗打掉，但是还会再次出现，实际上想想火山喷发的原理，就知道那是局部营血（毛细血管内）温度过高，内部压力增大，而外部卫气冷，毛孔不能正常打开散热，于是爆出。这个现象背后的原理，依然是血分不能正常散热造成的。

还有一种情况是纯粹的阳明经腑热，那就是白虎汤证。患者会出现口渴大汗，总想喝水（偏向于冷水），但是总也无法解渴，胃口很大，吃很多东西，如果不吃东西就会饿得发抖，往往还伴有脸红等症状。很多人这个时候会出现血糖高，而采取降糖治疗，实际上，这是中医消渴证的上消和中消症状，就是阳明经腑热伤到了气分，气分的温度很高，出现消渴的症状，会误以为高血糖，或者部分人出现高血糖，这个时候使用人参白虎汤，可以解除口渴、胃热、汗出的症状。

案例：胃寒呕吐——阳明胃腑寒化

有一位女士前来就诊，主诉手足冰冷，经常恶心干呕，平时很少出汗，舌质淡、有齿痕，大便不成形。这是很多现代女性的通病，经常看到人很美，但一握手，感觉像是从冰窖里出来的，特别可惜，因为这寒会引发很多后续问题。

病机分析：

呕是胃经上逆的一个明显症状。脾胃主四肢，其中胃主手掌，脾主手背，因而阳明寒时易出现手足冰冷。寒容易造成湿，所以出现胃寒湿。所以需要暖中焦、降逆止呕。

处治经过：

吴茱萸汤加四逆汤治疗5天呕的问题解决了，后来继续调整寒的状况，继续吃了四逆辈约3周，手足已温。

气机探讨：

阳明胃腑受寒的时候，如果血分也寒了，那么气分就会变湿，由于脾络在胃腑的外面，胃寒湿，脾必寒湿。因此阳明胃腑寒化的时候，相当于太阴脾的治法。因为胃经是脾经的上游，所以胃寒湿易引起脾寒湿，又因为胃是脾之表，所以脾寒湿的时候，也容易引起胃寒湿。

但是胃腑热而脾寒湿的状况也是可以发生的。

吴茱萸是一种特殊的药材，对胃寒而上逆有独特的效果。因此胃寒逆的处理方案比较简单。

当然，我们也可以在一般情况下使用升脾降胃暖中焦的方法，不一定使用吴茱萸汤。大家知道这个方法就好，不用刻意追求固定的方剂。

●手阳明大肠病（经病+腑病）（上行为顺）

手阳明大肠经是阳明的手经循行的部分，主要分布在上臂外侧前缘、颈部以及面颊部。

其气化方向为燥，五行为金，大肠经腑气化太过和不及的情况下，容易形成燥（燥气太过则燥）和湿（燥气不及，燥不制湿则湿）两种趋势和症状。

手阳明大肠病又可以分为经病和腑病，经病和腑病又各分为燥化和湿化两类。

案例：一个穴位解决下牙痛

读研究生的时候，有一天其他专业的同学找到我，说她这两天下牙痛得厉害，问有没有疗效快又不用吃药的方法。

病机分析：

手阳明之经，起于手之次指（食指），循上臂外侧前缘，上颈贯颊而入下齿。所以说下牙痛是手阳明大肠经的经症。再问她大便情况，她说大便干燥。这就是手阳明大肠经的燥证。

处治经过：

她能接受针灸治疗，于是我先拿出一根针直刺入合谷穴，得气之后施用一些手法，她说针感到达下牙，留针几分钟后她说牙不痛了，于是便取下了针。

气机探讨：

大便干燥是大肠腑和胃腑均处于燥化的状态，也就是胃不降而大肠不升，同时阻碍少阳胆经之下降，胆气逆冲，压力冲击牙床，继而疼痛。所以，治法宜润肠胃之燥、顺降胆经之逆冲。

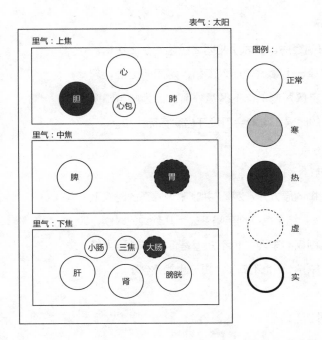

案例：中药对虫牙也有办法！

在读《四圣心源》的时候，读到"七窍解"觉得很惊讶，黄元御居然也能治疗虫牙（龋齿）！后来正好有个机会可以体验一下柴胡桃仁汤的功效。有一天，母亲和我打电话的时候，说因为虫牙，牙痛得厉害，已经约了医生要去医院把虫牙拔掉。

病机分析：

虫牙为阳明经病，因为手阳明之经起于手之次指，循上臂外侧前缘，上颈贯颊而入下齿；足阳明之经，起于鼻之交颏（鼻翼两侧），下循鼻外而入上齿。当阳明经表现为湿化的时候，可能会引发牙齿腐朽而生虫。

处治经过：

我按黄元御的原方开了2剂，并嘱咐说喝药的时候漱一下口再咽下去。结果第一剂药喝下去十几分钟的时候，说满嘴都是黑糊糊的东西，也不知道是什么，又不太像血，等污浊没有了，牙也不痛了，虫牙也找不到了。

气机探讨：

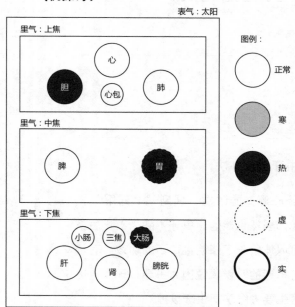

本病治法就是清利肠胃之湿热、顺降胆经逆冲，与前面那个案例类似，手足阳明经经过牙齿的时候，由于阳明经经气不降，导致少阳经经气不降，从而让牙齿和牙龈同时面对过大的压力，如降下去阳明经和胆经的经气，减少这里的郁塞，湿热的气就可以顺着经络下去了，这样疼痛自会停止。

附录：【组成】柴胡（三钱）

桃仁（三钱）

石膏（三钱）

骨碎补（三钱）

——《四圣心源》

案例：十多年的大便干燥一剂搞定

有一位患者常年大便干燥，必须用开塞露才能使大便排出，并且每天一到下午就发热，并且手足出汗。

病机分析：

《伤寒论》：不大便五六日，上至十余日，日晡所发潮热……大承气汤主之。这就是阳明腑证之大承气汤证。

处治经过：

因为没有表气郁，所以就开了3剂大承气汤，先吃一剂，两小时内若不排大便，再服一剂。结果服了一剂，排出很多很臭的大便，患者从未觉得排便这么顺利过。第二天热退病愈了。

气机探讨：

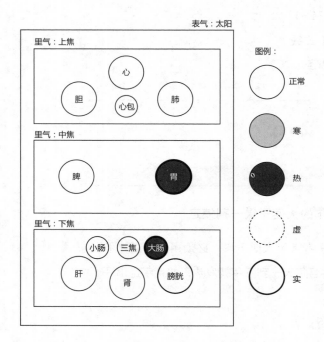

方中大黄泻热通便、荡涤肠胃；芒硝助大黄泻热通便，并能软坚润燥，两药相须为用，峻下热结之力甚强；积滞内阻，则腑气不通，故以厚朴、枳实行

气散结、消痞除满，并助硝、黄推荡积滞以加速热结之排泄。

因为脾胃主四肢，所以手足汗出的时候，大便开始干燥。下午2点开始，阳气开始收敛，环境温度开始下降，同样，人体上焦的热能开始通过胃经下降，如果胃经腑堵塞，热能下不来，就会出现上焦热能过多而发热。

案例：腹泻——肝木冲击大肠

曾经同事的哥哥从小就大便不成形，脾气还暴躁，在当地找中医治疗，吃药的时候好一点，一停药症状就又出现了，后来找到了我。

病机分析：

大便不成形，标为大肠寒湿，实际本为肝脾不升。再问头顶、前胸、后背是否出汗，发现他这些部位均不能顺利出汗，这说明表气也郁。

处治经过：

采用苓蔻人参加减汤，由于表郁，所以加了一些解表药。2周后大便成形痊愈。

苓蔻人参汤：人参二钱，甘草二钱，白术三钱，干姜三钱，茯苓三钱，肉蔻一钱（煨，炒），桂枝三钱。

气机探讨：

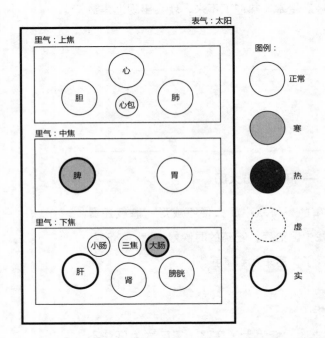

因肝脾寒湿，肝气被郁，再加上表气被郁，表现为里寒外热，因此大便不成形，而很容易上火。故而治法宜里外双调方可见效。

第五节　少阳病

少阳病：少阳胆经向下行的时候，受到了中焦的阻碍，因而下行受挫，胆经气郁堵在上，因此出现口苦、咽干、目眩（经气在胆经郁堵造成的眼花和头晕）。

少阳相火气为风火气，司化于三焦（相火），从化于胆（风），因此少阳相火气在人体主要为湿热，次要为风（压力异常的疾病）。

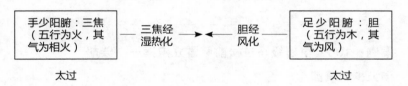

《伤寒论》少阳篇结构为（整理自庆云阁之《医学精粹》）：

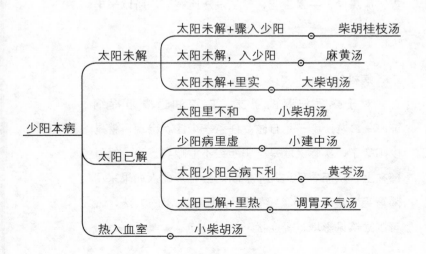

从上图可以看出少阳病的治法为：柴胡、黄芩和解少阳之热。从小柴胡汤可以看出：柴胡、黄芩清肝胆之火，人参、甘草、大枣升脾补脾，生姜、半夏降胃气。

● 足少阳胆病（经病+腑病）（下行为顺）

足少阳胆（经病+腑病），下行为顺，下行受阻则现少阳相火气。

案例：100公里超级马拉松前感冒立愈案——柴胡汤证少阳表郁

一位好朋友是运动健将，每年都会跑100公里的超级马拉松，在临赛前2日，来电说感冒了，比较严重，流鼻涕，头晕眼花，感觉没法比赛了，所以来电求助。

病机分析：

对于熟悉伤寒的朋友，应该知道少阳提纲证——口苦、咽干、目眩。任意一个症状出现，就是少阳病了，实际上就是少阳胆经不能顺利下降，经气郁在上，从而导致这几个症状。会针灸的人如果采用降胃经（足三里等）+降胆经（阳陵泉）的方法，就可以立竿见影地减轻症状。

处治经过：

虽然有鼻涕流出，可能太阳经还有表郁，但是，由于少阳经感冒不可以发汗，所以嘱患者立刻服用小柴胡汤颗粒，一次吃4袋，过了半小时如果症状没有缓解，再服2袋。结果第二天早晨来电说已经没有任何不适了。后来顺利参加了比赛。

气机探讨：

少阳胆经经过耳朵前后、头部两侧，一旦下行受挫，经常会导致从耳朵开始一直到肋骨两侧的经气太多，压迫了经络和周围组织，引起痛感。咽干是由少阳热引起的，口苦是少阳胆经经气溢出所致，目眩是胆经经过眼睛外眦，经气盘塞于耳上，引起的平衡感失调，总之都是经气不能顺降导致。在发生少阳经问题的时候，一定要注意胃经下行可能已经出现了问题。

还有一些问题临床非常容易见到，就是脖子两侧、耳后出现淋巴结节，而且这时患者多出现了或者出现过嗓子干痛等症状，主诉一般为"上火"（大多数人对上火的概念很模糊，无法清晰定义，实际上为上焦有过多热的表现，热可以表现出来的症状很多，所以统称为上火，是上面有火，无法顺利降下去）。这种情况下，我们在腿上针刺以疏通胃经和胆经，患者的淋巴结节一般第二天就消失了。

那么，问题来了：

① 为什么头部有症状却针刺下肢呢？

② 为什么现代医学看起来已经有实体肿块存在，但针刺后可以不翼而飞呢？

不针刺上面的主要原因是，针刺下肢要比针刺头部穴位更安全。更核心的原因是，胆经下行受挫是因胃经下行受挫引起的，胃经阻塞一般都发生在腿上，所以针刺下肢。

从耳部（包括耳前后）和头顶两侧，顺着脖子两侧向下，进入缺盆，从肺部向下经过两侧肋骨的胆经，由于其气是湿热的，湿气很容易阻塞结成小球（淋巴结节病是入血分化热了），但是前提是，胆经这个管道里面的环境堵塞。按照黄元御主张的，胃经下行不畅，会导致所有上焦的经气下行受挫，所以临床实践发现，胆经阻塞的时候，胃经一般都是堵塞的。中医心法的"各通其脏脉"，就是这个治疗方法的法门。打开经络，经络里面的气血开始加快流动，结节就被自然冲开了。

案例：脑鸣10年针灸立减——少阳湿郁

脑鸣是一个患者有症状，但是往往仪器检测不出问题的疾病，甚至有些患者长期被家属误解。

有一次遇见朋友的母亲，讲述有脑鸣。问了几个问题：①脑鸣的位置，答在头部两侧；②是否口苦咽干，答经常容易出现；③什么情况下发作，答生气之后容易发生。

诊问结束，这是胆经堵塞了。

病机分析：

从这个案例可以很明显地看出来，头部两侧是胆经经过之处。于是第二个问题就问了少阳病的症状，结果是少阳症状经常有，而且生气之后发作。这是因为生气的时候大量的经气升到头顶（怒则气上），由于胆经下行不顺，所以肝气上来后，通过胆经下行受阻。

为什么脑鸣的时候出现像脉冲一样的声音呢？据描述就像敲东西，或者像心脏搏动的声音。这是因为胆经以湿热气为主，湿气容易结在经络通路上，造成营血通过的时候，血管狭窄，暂时无法通过，但后面的气血上来，就会冲开这个狭窄的堵点，这个时候会听到声音。反复如此，就出现了这样的症状。

处治经过：

针刺下焦胃经和胆经沿线，疏通胃经和胆经，同时针刺太冲，释放肝经上行的压力，5分钟后，患者感觉到脑鸣消失了一半，期间行针用泻法，10分钟后症状消失。

后来回访患者，很遗憾，几天后症状又回来了！后来一直没有机缘再次治疗。

气机探讨：

这个案例有好几个地方值得思考。

1.经络的跳动感真的存在吗？其实这个很常见的。一位女士曾来就诊，说腹股沟处持续有跳动感，很难受，严重的时候，腹部有痛感，怎么查也查不出问题。我于是明白这就是黄元御描述的"土湿木郁，郁而冲击"的现象。卫气行于脉外，营气行于脉中。卫气受寒形成湿结在脉外，脉内的营血不容易通过，但是毕竟血管里面的血液冲击力很大，会冲开这个阻塞，冲开后，血管外周压力恢复，又对血管形成阻碍。来回重复这个过程，于是就形成了跳动。给予清利湿气的治疗后症状顺利消失。

同样，脑鸣也是一样的道理，胆经的湿气结住后形成了阻碍，冲击形成的声音被患者听到。

同理，耳鸣也是因为耳内外的压力不一致，形成了"口哨"，气流吹过狭小的管道发出声音被听到。

再同理，呼噜声也是由于呼吸道内湿气结成的细微管道（"哨子"），呼吸的时候就会听到声音。

还有哮喘的患者，呼吸的时候出现了哮鸣音，也是"哨子"原理，可以使用像射干之类的药物，清理掉呼吸道那个位置的哮鸣音。古人形容：上气喉中如水鸡声，就是描述这个情况的。

其通用的治法，就是疏通经络里面的阻碍。

2. 为什么针灸后症状又回来了？这个问题要引起

高度重视。《伤寒论》把症状分成经症和脏腑症。除了太阳经、腑症可以不同时发生，其余五经都是经症和脏腑症同时发生，所以我们看到，针灸时可以迅速解除症状。但这说明了两个问题：其一，解决经络症状，针灸治疗确实立竿见影；其二，不容忽视的是脏腑症状，没有经络症状解除得那么快，该患者仍然需要对中焦的升降及胆经、胆腑的湿气进行治疗，才可痊愈。

案例：间质性肺炎案——少阳相火引发的肺炎

有次救急，一位老人家在ICU吸纯氧，生命垂危。家属不愿放弃，想试试看能不能尽最后的努力，询问我们是否可以相助。我们了解的发病经过为：偶然感冒，在家治疗未果，持续高热，送到医院后，常规治疗没有退烧，患者出现喘的症状，迅速转为肺炎，CT显示肺部出现纤维化，赶紧收住ICU病房，给予吸氧并继续对症治疗。但由于没有找到炎症或病毒，所以不好精确治疗，患者每况愈下，出现危象。我们问其感冒是否可以出汗，答复可以，再问口苦不苦，答复非常苦。于是我们诊断为少阳胆经的少阳感冒，小柴胡汤证。

病机分析：

首先不管病情如何，患者的少阳热证还存在，其病还在三阳经，应该迅速解除三阳经症状，少阳需要用小柴胡汤和法解除，而且"口苦+外感=少阳"病，这是"公式"了，所以不用迟疑，应立即处理少阳。

处治经过：

给予小柴胡汤15分钟后，患者开始感觉舒服，约4小时后，高热消退，后来也没再烧起来。

后面仍然要处理肺部大面积纤维化的问题，经过前后2个月的中药治疗，在多位同仁的协助下，老人家成功撤氧，肺内大面积的纤维化消失，随访2年后肺内依然没有出现纤维化。

气机探讨：

在这个病例中，值得讨论的问题有两点。

1.间质性肺炎，多由不确定的原因引起。我们建议凡找不到原因的间质性肺炎，优先考虑中医的少阳外感。因为这种外感发生在胆经，处于表里之间，不像其他脏腑和经络，自身或者循行部位有明确的解剖结构，胆经在现代解剖看来没有明确的解剖结构，胆腑很小，现代医学很难认识到它对于感冒的影响。但是《黄帝内经》讲胆经能决十一经，是说胆经极其重要，决定了其他经络的问题，所以我们要重视。如果间质性肺炎患者伴有口苦、咽干、目眩的症状，请不要犹豫，按照中医的少阳感冒进行治疗，效果都不错。

2. 肺纤维化到底可不可以逆转？现代医学错了吗？不一定错了，因为现代医学使用了统计学，是允许置信区间外的结果出现的。但是依然要面对统计学置信区间外发生的事情，不论必然还是偶然，应该都有其内在的道理，而往往这些区间外的事情，内部包含的道理是我们未知的，在这里寻找答案，才可以创造新的机会。或者至少可以反过来看，肺纤维化不是完全不可逆转的事情，其发生只是一定的概率事件，其逆转也是概率事件。但愿中医和西医有机会一起，将逆转这种概率事件研究发展为必然可逆事件。如果这个目标真的实现了，那么国内包括尘肺病（肺尘埃沉着病）患者在内的数百万人将会受益于这个成果。为了众生的福祉，我们也将继续研究下去。

关于本案要强调的是，患者的体质还是不错的，没有其他疾病，因此施治的过程比较顺利，如果伴有其他并发症状，往往需要更长时间，过程会更加曲折。

案例：耳穴去胆结石——胆经湿化

之所以要探讨关于胆结石的问题，是因为胆结石在我国发病率太高了。我们有一位令人尊敬的妈师傅，她一生都在治疗胆结石，每天病人多到了要"躲避"的程度，因为是用耳穴治疗，所以每个人花费的时间不多，所以来治疗的人就特别多。那么为什么会发生胆结石呢？

妈师傅传授的胆结石治疗方法经过了多年的实践，非常有效。其治疗方案配伍了一组耳穴，每天刺激对应的耳穴，在一段时间内，胆结石都会通过大便排出来，患者自己可以找到。几十年以来，妈师傅的患者给她找回来的结石样本多达几十瓶，看上去非常震撼！

由于我们没有药物处方治疗胆结石的经验，现引用案例（来源于《中国中医药报》，作者为天津中医药大学附属武清中医院陈宝贵名中医工作室的陈慧娲）如下，用以浅析这个疾病的原理。

患者女性，61岁。2005年10月10日来诊。反复发作右胁部胀满不适3年余，近1周胆囊区压痛明显，时有恶心，纳食减少，二便通调，睡眠尚可。查心电图大致正常。腹部彩超示：胆囊炎、胆石症；胆囊大小为10.34厘米×4.47厘米，胆囊壁厚

0.42厘米，胆囊内见4.14厘米强回声光团。辨证为肝气不舒，气滞血瘀，肝气犯胃。处方：金钱草10克，郁金10克，鸡内金10克，海金沙30克，柴胡10克，延胡索10克，砂仁10克，厚朴10克，枳壳10克，丹参15克，连翘15克，佛手10克，香橼10克，甘草10克。水煎服，每日1剂。服14剂后症状消失。服30剂后11月7日复查彩超示：胆囊大小为5.87厘米×1.69厘米，胆囊壁厚0.36厘米，胆囊内见2.12厘米强回声光团。原方基础上加赤芍15克，继服30剂。11月28日复查彩超示：胆囊大小为5.09厘米×1.65厘米，胆囊壁厚为0.31厘米，胆囊内见1.15厘米强回声光团。继服前方30剂。12月29日腹部彩超示：胆囊大小为5.10厘米×1.55厘米，胆囊壁厚0.3厘米，胆囊内见0.4厘米强回声光团。继服前方以善其后。

病机分析：

在中医里面类似的案例报道很多，我们不禁要惊讶，为什么药物可以把结石弄得越来越小？为什么耳穴刺激后，结石会脱落并排出？

然而我们要问的是结石为什么会长成？结石在体内也和体外一样的坚硬吗？

首先，我们要明白一件事情，那就是结石长在了胆囊或者胆道里面，重要的是长在了血管外面。中医理论表明，营气行于脉中，卫气行于脉外（血管外），所以我们可以肯定结石是气分的事情。

然后我们看胆腑或者胆经里面的气是什么？主要是少阳相火之气，而少阳胆腑是少阳系统气化的次要气化机构，主要气化机构是手少阳三焦腑，三焦和心包相表里，主相火之阳。三焦经下行把热能潜藏在膀胱，于是膀胱可以气化而有尿。

《黄帝内经·素问·血气形态》中说："夫人之常数，太阳常多血少气，少阳常少血多气……"

《黄帝内经·素问·灵兰秘典论》中说："三焦者，决渎之官，水道出焉。"

这些都表明了胆经里水多血少，而水易寒，如果三焦温度不够的时候，胆经就容易形成寒湿。

寒湿将造成卫气行走缓慢，局部凝结，逐步结成硬块，就像滚雪球似的，越结越大，从而出现结石。

结石存在于水环境不是一朝一夕形成的，那么，可以被清理掉吗？

首先我们需要理解，结石不是石头，多为泥沙状，在体外强力挤压是可以碎的。结石分为以下几种类型。

① 胆固醇结石：由于胆汁中所含的胆固醇过多，溶解不掉而逐渐沉积。单发者居多。质地坚硬，呈圆形或椭圆形，结石内约含胆固醇98％，外观呈淡黄色或灰黄色，表面光滑，切面有放射状线纹。也有多发结石呈多面形或粒状。X线平片不显影。

② 胆色素结石：形状不定，质软易碎。剖面无核心或分层，称"东方型结石"。结石由胆色素、钙盐、细菌、虫卵等组成。结石的大小不等，小的像泥沙，大的有黄豆大小。外表为黑色或棕红色。数目较多，体积较小，常常随胆汁的排放流动，成为胆总管结石。

③ 混合性结石：不论是胆色素结石或胆固醇结石，在结石形成后，又可以在原来的结石外面，再有胆固醇或胆色素、钙盐的沉积，从而形成胆色素胆固醇混合性胆石。由于所含成分比例不同，可表现各种颜色和形状。一般多见的为球形或多面形，颜色有灰白色、黄色、棕色、黄绿色、黑色。剖面为层状，各层色调不一。X线平片常可显影。

根据各地报道，在我国混合性结石最多，胆色素结石次之，胆固醇结石最少。由于胆石可堵塞在不同部位，所以胆石症的症状也各不相同。这与胆石的大小、位置、有无炎症有很大关系。

从引文可以看出，胆结石分为相对易溶于水的结石和不溶于水的结石，正好对应了中医里面的气和血。气分用咸能软坚的药物，血分用酸入肝的活血破血药物。

只要使用能够入胆经的这两类药物，就可以慢慢将石头化开。上面医案方药中可以看到咸味入胆经的有金钱草和海金沙，入胆经的活血药有延胡索和丹参。

由此，我们可以推测，中医可以使用相似相溶原理，让结石从哪里来就从哪里去。而耳穴治疗为什么也会管用呢？我们看到耳穴治疗多是把石头直接排出体外，这是什么原理呢？

刺激耳穴，可以直接刺激到经络和脏腑，让脏腑的气化能力加强（改变气的温度、湿度、多少），让经络更加快速地运行气血（类似冲刷），将结石冲出体外。长时间的耳穴刺激，还可以调节脏腑状态，改变经络里面运行的气血的状态，从而达到相似相溶的作用来消融结石。

在自然界中类似于处理河道的淤泥，有三个办法：一是直接清淤（类似于现代医学的手术）；二是消融，类似于化学方法（活血化瘀、祛痰）；三是冲刷（类似于用高压水枪冲走沉淀物）。而中医的治法大体类似于后两者，只是在所谓"冲刷"这个环节上，可以使用药物、耳穴、针灸等所有改变气血运行速度的办法。

气机探讨：

胆结石是结石的一种，其他还有肾结石、膀胱结石、尿道结石等，其实都有一个共同点，那就是他们都发生在血管外，发生在空的腔体内，其实就是发生在气分。气分在上焦是雾状，在中焦是沤状，在下焦是渎状。不管在哪个部位，都是由溶解于水和不溶解于水的物质构成了石头。我们可以使用同样的原理来治疗，只不过需要根据结石发生的部位，来选择使用不同靶向的药物（中药的归经归脏都是靶向），选择不同的针灸、耳穴组合来调整目标部位的气血流动。

● 手少阳三焦病（经病+腑病）（上行为顺）

案例：黄疸胰腺炎罕见病——三焦腑热化

三焦腑是否为胰腺，一直以来存在争议，我们也无法判断是否三焦腑就是胰腺。但是我们用一则病案来引发思考，主要是在大家有机会遇到这样的病情时，可以帮助患者解除疾病，争取治疗时间。

某男性患者，体感温度时冷时热，大便几日一行，身体日渐消瘦，嗓子干，角膜发黄，皮肤泛黄，食欲不振，尿茶色。医院检查胆红素升高，肝功能不正常，影像学检查提示胆道及胰腺头部肿大，怀疑占位性病变。经多名专家会诊后认为可能是IgG4免疫反应。舌诊看到舌苔黄白厚腻，舌质深红。脉诊左右关大，脉滑数。

病机分析：

患者有口苦、咽干症状，同时伴有阳明腑实证大便不通，还伴有角膜发黄及皮肤发黄，这是少阳病加太阴湿热发黄的症状。

应该按照少阳证+茵陈蒿汤方向论治。

处治经过：

给予小柴胡汤+茵陈蒿汤5剂，服药后排出茶色尿，口苦、咽干症状缓解，但脉象依旧，患者主观感受依旧。出现3日未大便的阳明腑实证。

转方小柴胡汤+大承气汤4剂后，大便通畅，诸症减轻。检查生化指标全部降低，但是影像检查胆道和胰腺依然肿大。脉象好转，但仍未正常。但后来由于种种原因，患者没有继续中医治疗。

气机探讨：

经文献检索，发现确实有很多文献支持将柴胡加承气汤应用于急性胰腺炎。

值得思考的是，该症状的发生和中医描述的谷疸非常相似。纯粹使用治疗黄疸的茵陈蒿汤效果不佳，原因是什么呢？

我们觉得可能的原因是，少阳司化于三焦经，如果三焦腑湿热化（类似于西医炎症），那么使用茵陈蒿汤清利胆经和胆腑的湿热将很难奏效，需要直接调节三焦腑的湿热之气。胰腺是否为三焦腑并未明确，如果使用排除法，先行利胆腑湿热未效，那么只能是三焦腑引起了问题，而这在此病例中我们可以发现，除了胆，唯一有问题的就是胰腺。所以，我们据此推测胰腺是三焦腑。如果推测成立，那么我们将会有很多医学研究可以开展。

但不论胰腺是否为三焦腑，我们认为，治疗胰腺炎可以使用柴胡加承气汤。胆经下行会经过胰腺，如果胰腺发炎堵塞了胆经下行的道路，那么从胆论治确实无法奏效。

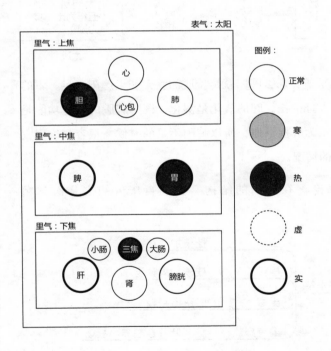

第六节　太阴病

太阴湿土为燥湿气，司化于脾（湿），从化于肺（燥），燥总难以胜湿，因此太阴湿土气在人体内主要为湿，次要为燥。

● 足太阴脾病（经病+脏病）（上行为顺）

六气名称：太阴湿土　　　六经归属：太阴

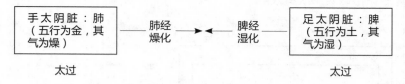

如果胃是釜，那么脾阳就是釜底的薪，如果脾阳不足，胃的消化功能将大打折扣。脾的气化是湿化，同时脾脏的生理功能是为肺提供气，为肝提供血，所以脾阳不足的时候，很容易出现气血供给不足的情况。

《伤寒论》在太阴的结构（整理自庆云阁之《医学精粹》）：

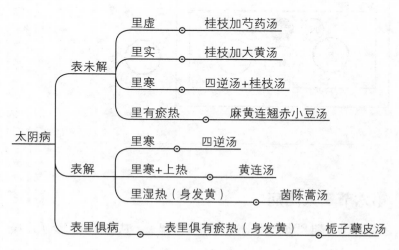

从这里可明显看到：太阴里实需要用大黄法攻下，里虚需要用芍药补足；里寒用四逆法温里，里热用连翘、赤小豆泻热，湿热用茵陈法清利。

《四圣心源》治法：

太阴湿土气的治法，在《四圣心源》中进一步浓缩在药物组方里面，当体内出现太阴湿土气过多而湿化的时候，采用针对太阴湿气的治法。

治太阴湿土法：

术甘苓泽汤

甘草　茯苓　白术　泽泻

足太阴脾（经病+脏病），上行为顺，上行受阻则现太阴湿土气。

案例：湿疹、脾虚、手足口病的娃娃——太阴湿化

现在很多孩子都有脾虚的情况，一般会出现舌苔厚腻、舌质深红，然后出现不爱吃饭，如果一旦受到外感，将进一步演变为肺炎之类的疾病。一次有个孩子出现手足口病，手足心出现斑疹，肛门周围也出现了斑疹，观舌苔厚腻。

病机分析：

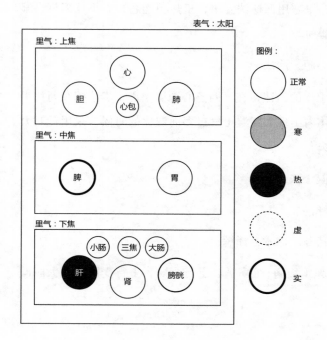

脾湿造成脾气不升，这很容易引发胃气不降，孩子在这样的情况下容易出现胃气上逆的诸多症状，如呕吐等；还有可能引起肝气被湿所阻碍，郁而发热，舌质深红。

处治经过：

嘱患儿服藿香正气水（但由于孩子比较难服药，故换成藿香正气滴丸，口感较好），舌苔很快好转，其他症状也相继退去。

气机探讨：

脾湿是脾气过剩的表现，而脾气过剩，就是脾阳不足造成的。湿的卫气将进一步困住脾的营血，营卫协作，热能无法正常散出，也无法气化更多的水，这样将形成脾气进一步湿化的恶性循环。

清理中焦的湿气，将缓解所有由湿气引发的问题。

从五行的角度而言，心代表火为热，肾代表寒为水；肝代表木为血，肺代表金为气；脾为土，是水火的中气，也就是寒热的中气，中气正常运行的时候，才能正常提供血和气，如果全身的血和气出现问题，首先要考虑脾的状况，而对脾的状况首先要考虑脾所处的寒热状态。

所以，一般而言，脾要温燥。当脾气寒湿的时候，人体气血都会出现问题。因此，健脾是一项对人一生都非常重要的工作，几乎对所有疾病都有极其重要的价值。

案例：奇怪的球形便秘——羊屎：太阴寒湿阳明燥（脾约）

某日有一位女性朋友来求诊，谈到便秘很多年，不爱喝水，手脚凉，但是谈到大便形状的时候，她表示非常奇怪，说她排出的大便是黑色的硬球，非常坚硬，一颗一颗的，硬到甚至可以弹起来，像是羊屎，而且用泻药来治疗，刚开始有一点作用，第二天就没有用了，怎么治都好像解决不了问题，一直很苦恼。

病机分析：

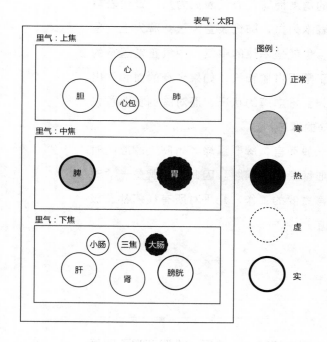

《伤寒论》中的三个承气汤是针对阳明热燥形成的胃家实，降低胃腑温度，泻出可能进一步损伤胃肠津液的干燥大便。而这位排出羊屎状大便的患者却没有出现津液亏虚的情况，反而是一派寒凉的

感觉：不爱喝水，不愿喝冷的，手脚冷。

这种情况下使用承气汤显然是不对的，应该考虑温脾肾。

处治经过：

使用黄元御的脾约法，用肉苁蓉温肾滑肠，火麻仁补大肠津液以滑肠，茯苓去中焦湿气，半夏降气，桂枝行气血以加强排便的推动力，本案中加入干姜温中焦，问题顺利解决。

气机探讨：

便秘分为两个大类：一类是热燥引发，另一类是寒燥引发，要区别对待。这与普通人一概用泻下法治疗便秘是完全不同的，在本案中，如果采用寒药泻下法，将会进一步损伤脾阳，造成中、下焦热能进一步丢失，反而会加重便秘的严重程度。

而中焦寒湿的引发，是由下焦肾阳不足引起，所以临床上要重视肾阳是否充足（这看起来像火神派思维，实际上被誉为火神派的郑钦安除了会用热药，寒凉药物用得也极好，李可老先生也是如此，并非一味用热药）。

在中药方剂里面有一个非常重要的理中汤，就是火生土的办法，通过加强下焦肾阳，升脾阳，让中焦运转起来。

案例：手足冰冷的姐姐——太阴寒湿

姐姐一直因一个问题而备受困扰，就是一年四季手脚温度都很低，尤其到了冬天，睡觉的时候，脚放被子里面，一直都热不起来，非常担心是否会引起其他的问题。

病机分析：

脾主四肢，脾阳不足，所以热能无法通达四肢。

但是脾处于中焦的下部，其热能来源于肾，脾气是土气（湿气），是水和火的中气（水+热能=湿的气），热能越大，土气越燥热，热能越小，土气越寒湿，有一句经典对此进行了形象描述：水流湿，火就燥。因此，脾阳不足的时候，一般肾阳都是不足的。所以在治疗中焦寒湿的时候要考虑肾阳不足问题，这就是为什么《伤寒论》太阴篇用四逆辈药方温中下焦。

处治经过：

给予四逆汤（附子25克、干姜20克、炙甘草10克）15剂，手足渐温。

气机探讨：

在诊查时没有发现异常气化产物（瘀血、痰

湿，甚至积聚）的时候，直接对气化本身和气机进行
调节，这种单刀直入的方法，往往起到药简力专的效
果，《伤寒论》的全部方剂基本上是在气机和气化出
现问题的时候，处理气机和调节寒热燥湿所用，很少
在血分和气分出现瘀阻如血瘀、痰阻等情况时再用。
这是很多初学者需要注意的问题，处理这些气化产物
的方法多在《金匮要略》中涉及。如果不明白这个道
理，很多时候经方的治疗效果也会不尽如人意。

现在很多疾病，往往外感出现的时候，内伤本
来就很重，瘀阻本来也很重，所以真正运转气机调节
气化，还要考虑到气血瘀阻问题，需要随症治之。

在问题比较单纯的时候，需要当机立断，直接
进行处理。

另外，关于《伤寒论》药物剂量问题，已经有
大量的专家学者和老师进行考据，经方剂量一般是
我们现在使用剂量的3倍以上，所以目前临床药物的
使用剂量仍然有很大的空间，需要根据患者的实际
情况，进行灵活把握。

**案例：舞蹈表演前腹泻的阿姨，针刺立愈——太阴
寒郁腹痛**

某日参加一个会议，会前正好要表演舞蹈节目，

一位马上要表演的阿姨突然腹痛，说要腹泻，因为平时我随时携带了一次性针灸针，于是立刻拔针相助。

病机分析：

腹痛在肚脐以下，是典型的脾气不升、郁在腹部的表现，而脾不升则肝气不升，堵塞在腹部，冲击而痛，这是《四圣心源》中典型的土湿木郁症状。

处治经过：

立刻针刺足三里+太冲，腹痛立刻消失，并出了一身细微的汗，浑身轻松，腹泻感觉没有了，因为前后只用了3分钟，完全没有耽误上台表演。

气机探讨：

足三里是阳明经向下行的重要穴位，一般腹痛的时候，由于中焦不通，脾胃升降失灵，下腹部产生气郁而疼痛，不但可以针灸脾经穴位，刺胃经穴位也可以很好地解决脾气不升的问题。实际上本案只要针灸足三里就可以基本达到目的。但由于考虑到腹痛难当，有马上要腹泻的感觉，所以直接刺肝经太冲，解决了肝气郁积的问题，可以更加迅速地解决问题，所以使用了该穴。而实际上，阿姨出现的微汗，与针刺太冲穴，肝经气血释放有关，其价值类似于桂枝汤里面的桂枝，可以行气血。

案例：腹胀20年愈——太阴湿化不升

有一位朋友，常年吃饭后腹胀、排气，有时候晚上睡觉肚子里面全是气，经常无法安睡。察看舌苔厚腻，手足温，大便每天一次、成形，冷、热饮均可，体态匀称，身体其他状况不错。

病机分析：

脾阳不足造成了气的湿化，湿气阻碍了脾对水和食物的消化，食物无法完全消化造成了腹部积累了大量的气。

处治经过：

首先想起来《四圣心源》中的气鼓，描述的就是中气败落，会引起腐败胶黏，从舌苔上也可以看出来，于是使用升脾降胃、利湿之法，大约2周下来，患者主诉腹胀大幅度减轻，如果腹内有气，也可以正常排出来。

1个月后，患者忽然说腹胀得厉害，又恢复到以前肚子气胀不易排出的状态。经过仔细沟通发现，原来他每天应酬很多，吃的食物量太大，同时大量饮酒。这必然造成大量的食物无法消化，或者说要消化这么多食物，就需要脾胃工作很长时间，正所谓胃不和则卧不安，所以影响生活质量。随后的治疗重复了前面的过程，用药后脾胃功能迅速恢复，但由于生活方式未改变，脾胃功能仍然较弱。

气机探讨：

从这个案例可以看出，饮食、生活习惯是引起气化失常非常重要的因素，如果不能养成良好的饮食作息习惯，违反自然规律，疾病往往很难治疗。

《黄帝内经》："上古之人，其知道者，法于阴阳，和于术数。食饮有节，起居有常，不妄作劳，故能形与神俱，而尽终其天年，度百岁乃去。今时之人不然也，以酒为浆，以妄为常，醉以入房，以欲竭其精，以耗散其真，不知持满，不知御神，务快其心，逆于生乐，起居无节，故半百而衰也。"

很多人都知道，人生之中健康是1，其余都是0。有一位国外的富翁，在临终前把绝大部分钱捐给了医疗研究机构，少部分给了律师操办后事，他认为医生是可以帮助他改善健康的，而律师是可以帮他办理后事的。然而健康的主导权在自己，后天之本的脾胃是一切健康的基础，必须好好珍惜，才能够让自己处于良好的状态。

●手太阴肺病（经病+脏病）（下行为顺）

手太阴肺经在太阴系统里面处于从化地位，从化于足太阴脾，其本气为燥。一般情况下应当燥和湿处于平衡状态，如果平衡被打破，要么肺脏伤于燥热，要么肺脏伤于寒湿，由此进一步引发了其他的气化问题。

中医讲肺主皮毛，开窍于鼻，其华在毛，是说肺气与皮肤表面的水分连接，而水气充分，毛孔里的汗毛就会比较发达。

由于肺为娇脏，所以肺很容易被变化的环境所影响（温度、湿度、压力），这是因为肺是除了氧气和二氧化碳交换以外，人体自身与所处环境进行水热交流的重要器官。所以肺疾病非常多，很多时候也不易处理。比如，中医往往不愿意治疗咳嗽，是因为很多时候咳嗽混入了多种其他杂病，又和患者着急的心情纠结在一起，不易治疗，再高明的医生都容易失手在咳嗽的治疗上。

案例：肺纤维化，血氧浓度低，呼吸不畅——手太阴肺痰阻不降（痰阻表郁）

临床上很多肺纤维化患者会出现呼吸不畅，需要吸氧才能正常呼吸，这些患者的血氧浓度往往低于90%，怎样才能改善他们的呼吸状态呢？这看起来是一个简单的问题，但实际的处理过程却非常复杂。

病机分析：

往往呼吸系统出现严重问题的人，已经存在或伴有其他系统的问题，这才是处理这类问题比较麻烦的原因。实际上如果只是单纯的初发呼吸系统问题，比如感冒，往往治疗速度极快。

呼吸窘迫的时候，在中医看来问题出在了肺。肺主皮毛，肺的作用是宣发肃降，也就是说肺气需要向外散发、向下沉降。

如果呼吸窘迫，血氧浓度不足，首先从肺考虑。肺气，一个向外（是否出汗），一个向下（胃气是否可以正常下降）。这样的患者往往出汗不太正常，同时伴有胃气不能顺降。

处治经过：

以通为治，所以表气不通就要发表出汗，胃气不降的要升脾降胃。

《金匮要略》里面有一个非常重要的方剂，提供了一个治疗的框架：苓甘五味姜辛夏汤，表闭要加浮萍、麻黄、紫苏叶之类的解表药。干姜、茯苓、半夏用于升脾降胃，五味子收敛，细辛温阳，加入表气药以发汗。

实际临床中可能用方没有这么复杂，如果表气闭郁厉害，直接用麻黄汤或者桂枝汤进行解表发汗（一般是麻黄汤），汗出通透的时候，血氧浓度立刻升高，然后处理里气的升降问题，这样比较符合《伤寒论》先解表后治里的逻辑，同时也是很快让患者看到希望的办法。

气机探讨：

为什么往往发汗会让患者血氧浓度升高呢？让我们再看看卫气的"故事"。

上焦如雾是说肺里面的水像雾一样，实际上冬天的时候，我们呼出来的湿热气，被冷空气一激，立刻看到呼出来的气就像雾一样。也就是说肺里面的雾气是水，皮肤下面的卫气也是水，这样的水在身体里面是相连的，就像土壤里面的水和海洋里面的水，一定是通过种种方法、种种路线实际相连（只是我们一般不会去思考这个问题，熟视无睹罢了）。

由此可以看出：如果进行解表发汗，肺内的水气就会被大量转移走，而肺内的水来自于胃（曾经有朋友发汗太过，胃内干痛得厉害）。

对于呼吸窘迫的人而言，一般情况是肺里面有很多的痰，比较湿，所以通过这个办法，直接减少了阻塞肺内氧气交换的水，肺的呼吸效率很快提高了。

但是这个办法需要密切注意一些事情，就是患者的脾胃状况，如果脾湿太过，一定要加大措施处理脾内湿气，否则从中焦来的湿气很快又会影响到肺，由此我们看出以下几点。

① 肺病不是孤立的，表里相连，上、中、下三焦相互影响，要综合考虑。

② 换方速度要快，因为达到目的之后，需要立刻处理其他脏腑的事情，这一点很多患者不明白，以为一个方子可以吃1个月。这是非常不正确的，如果处理急症，或者慢性病治疗路线正确了，身体的反应是极快的，所以调方速度需要很快。

案例：连平躺着睡觉都是梦想——重症尘肺病，手太阴肺湿化（痰饮阻碍）

一位尘肺病（肺尘埃沉着病）患者问诊，说每天吸氧，痰多，不能平躺睡觉。后来我才了解到原来很多尘肺病患者都有类似症状，那生活质量可想而知。我们研究中医的人应该承担起这个责任，帮助他们寻找，哪怕是一线机会，毕竟有好多人都在面临这种疾病的困扰，面临着死亡的威胁。

病机分析：

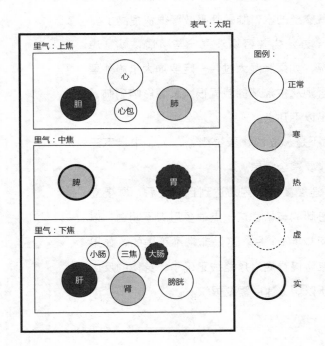

从上图我们看到脾湿胃热，胆火不降，表气不开，肺有痰饮，肾寒，大肠便臭，整个局面非常混乱，确实不易治疗。但坐不得卧，除了由于痰重引发，一般都是体内出现了有形的水，这叫做悬饮。由于体位改变可加重对肺内组织的压迫，因此无法平躺睡觉。然而他的身体除了有悬饮以外，还有非常复杂的基础问题。

为什么会形成这样复杂的格局呢？

尘肺病患者往往其工作环境中有很多粉尘，这造成了肺部的直接污染，就像痰一样阻碍了肺泡的正常工作，除了造成肺无法有效获取氧气以外，还导致肺部的热能无法有效排出体外，因而形成了局部高温。同时，他们经常吹风，容易导致桂枝汤证，这样的情况下，血的温度会进一步升高，而出现类似于温病的里热外热状态。再加上患者平时如果胃热、喜冷饮，那么就会形成一派热象，伤及血分，逐渐消瘦。如果外感受寒，则可能平素脾阳就不足，将形成更多的痰饮。由于表气不通，而出现呼吸效率严重下降，导致喘的发生。

随着时间推移，这两种情况导致血分不断积累热能而无法有效散出，而气分不断由于肺内受阻，无法有效吸收热能，进而循环到肾，因此肾阳逐渐不足，肾阳不足又加重脾阳不足，出现恶性循环，无法有效造血，无法有效蒸发卫气进入肺。于是出现了肾寒、脾寒湿，肺内热与寒同在，时间再久肝也寒了，并且由于肺的呼吸效率下降，拖累了心脏等五脏六腑，使其处于皆耗损的状态，难以调治。

那么我们只能先将各部位进行升降调节，如温下焦、升脾降胃、解表清肝等，花费了不少时间，等把身体机能恢复到差不多的状态，这会花费不少时间，最后给予十枣汤进行攻水，然后再重新健运脾胃，将身体养好。

处治经过：

治疗经过比较长，最后用十枣汤攻水，患者吐出来很多白痰、黄痰、清痰等，排出黑色的水和粪便，同时出了很多汗。当晚开始就可以平躺安睡了。

气机探讨：

《金匮要略》里面攻水的峻剂十枣汤是最厉害的了。在患者但坐不得卧，尤其是明确了其体内有痰+饮的情况下，在保障身体安全的时候可以用其攻水，对于胸腔积液和腹腔积液同样好用。

手太阴肺从化于足太阴脾，所以手太阴肺很容易湿化，如果湿而寒，则容易发展为积水。积水排出去之后还是要调节好五脏六腑，让积水不再发生。

积水是产物，是气化异常的产物，也就是积水出现部位气化状态的产物，而该气化状态受控于脏腑，因此真正治好积水除了把积水排出去，更重要的是改变积水出现部位的气化环境，当然就需要调节脏腑功能了。

其中值得一提的是，虽然不能治愈全部尘肺病患者，但是，我们发现凡是没有全天候吸氧的患者，还比较容易治，有几个早期尘肺病患者已经治愈，但晚期患者，尤其是全天候吸入氧气的患者，我们始终无法治愈，非常遗憾。我们发现全天候吸入氧气会造成一个不良的后果，就是虽然吸氧使血氧浓度没有问题，但是血分的热由于呼吸频率低（不喘）而无法有效散出，这将对治疗形成很大的阻力，一方面清除血分热，另一方面吸氧会蓄积血分热，因而治疗始终会处于拉锯状态而没有进展。临床发现越早期的患者，没有全天候吸氧的情况下，越容易治疗。

案例：3000万哮喘儿童的希望——手太阴肺燥化或湿化

一日，一位同学来电说孩子最近肺炎，一直有过敏性哮喘，治了5年了，试过很多办法，都无法治愈，所以孩子每次一咳嗽，全家都特别紧张。询问得知，患儿舌质深红，苔白而厚；咳嗽，咳痰不爽，痰白不多；头顶、前胸后背不出汗，发热38℃，手心很热，脚心凉。

病机分析：

患儿手心热说明上焦热堵塞下不来，不出汗，表示肺气不宣，需要咳嗽将肺气排出。苔白厚说明表气为寒，可以考虑发表降胃气。

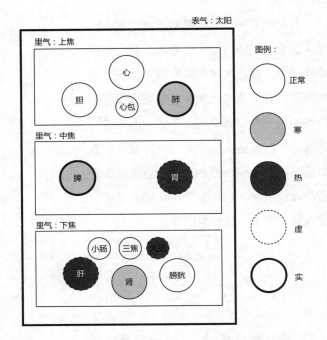

处治经过：

先用葛根汤+升脾降胃（健脾祛湿）法发汗治疗。结果孩子服药后体温很快下降至正常，咳嗽减轻。但手心仍热，脚心仍凉，舌苔仍然厚，这表示表气已经打开，但脾胃升降平衡依然未恢复。

于是继续健脾利湿，果然舌苔渐渐变薄，舌质已经不红了，咳嗽非常少。

但过了一段时间，孩子又开始咳嗽且痰多，一问，原来前日家人给孩子吃了西瓜。在阳气还没有恢复的情况下，这类寒凉食物很容易在阳气还未完全恢复的情况下，引起寒证反复。后来又用原法治疗，并加大祛湿温里的力度，咳嗽终于止住了，但发现舌苔中下部有很大一块白苔，这是脾肾寒湿的表现。再问才知道，孩子好几天才大便一次，且前干后稀，即脾约。于是用四逆辈开始清理脾肾寒湿，白苔退去的时候，才是哮喘真正恢复的时候。

气机探讨：

1. 很多孩子的哮喘应该是在感冒的时候没有解表，而使用了寒凉的药物（中药或西药抗生素），导致脾肾阳虚。虽然肺部热（炎症发热）被处理了，但是留下脾肾之寒。

2. 脾肾寒造成中焦湿气泛滥，脾阳不足，孩子就容易出现不爱吃饭、手足凉、大便稀溏等症。同时易感冒，感冒后由于中焦升降失灵，很快会再次进展为肺炎。

3. 所以在给孩子治疗好一次肺炎，善后阶段必须要把脾肾的阳气补起来，让中焦脾胃气机可以自然升降，不再受寒湿的困扰。这个时候要使用很多热药，比如干姜、附子类，家属不必担心，孩子的手脚热起来（并且无汗），才是真正解决问题了。

4. 中国出现了那么多哮喘儿童，与过度医疗是有一定关系的，这里呼吁中医要为摆脱这个局面而努力，绝不能让孩子们一辈子中下焦带着寒湿之气，还被鼻炎、肺炎所困扰。

5. 在中药治疗期间，一定要清淡饮食，否则会干扰治疗的进度，甚至影响治疗效果。

第七节　少阴病

下焦的气除了膀胱向外发，其余的气都应该向上走，肾经的热能（水，气分）将帮助肝气的升发（血，血分），膀胱的热能将传递给肾，大肠的热能再次传递给肺，小肠的热能传递给脾，三焦的热能传递给膀胱。于是构成了一个热能互相传递的下焦。

总体而言，下焦应该是热的，这个热可以保障几件事情：①脾有足够热能消化食物；②肾有足够热能负责排便；③肝有足够热能把下焦血液升发到心脏；④膀胱有足够热能，可以气化产生排尿的动力。

按照八卦的卦象而言，一个正常人的身体应该是泰卦，下面热、上面凉。如果倒过来就是否卦，上面热、下面寒。

少阴君火为寒热气，司化于心（火），从化于肾（寒），由于火胜不过寒，因此少阴君火气在人体主要为寒，次要为热。

少阴篇

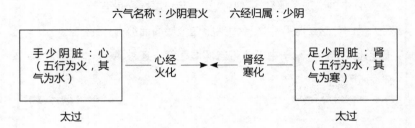

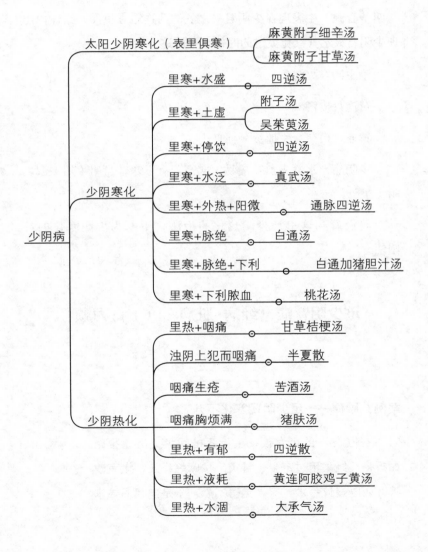

《伤寒论》少阴病结构如下（整理自庆云阁之《医学精粹》）：

从上图可以看出，少阴病的治法为：少阴寒化用附子补阳法，少阴热化用凉降、滋阴或攻实法。

《四圣心源》治法：少阴经运行的少阴君火之气的治法，在《四圣心源》中表现在少阴君火之气的药物组方里面，当体内出现少阴君火之气气化太过的时候，采用这个治法。

治少阴君火法：

黄连丹皮汤

黄连　白芍　生地黄　牡丹皮

少阴病，水胜火负，最易生寒。若有下寒，当用（川）椒、附（子）。

我们看到这里是少阴热化的治法，下寒为少阴寒化的补阳法。

●足少阴肾病（经病+脏病）（上行为顺）

案例：腰痛——足少阴肾寒化不升

一位18岁的小女孩，主诉腰椎间盘突出，腰痛如折，已经采用过牵引、针灸、按摩等疗法，没有改善，西医建议手术，家人觉得不忍，于是向我们寻求中医治疗。

病机分析：

腰痛发生的部位在肾区的后面，是足少阴肾经路过之处。痛是因为经络堵塞，形成了正压或者负压造成的。经络堵塞的核心原因是经络里面的卫气受寒凝结，使得经过的营血外周压力改变，而发生流动迟缓，痛结在这里。

这就是《四圣心源》所讲的"土湿木郁"。

肾阳不足要温肾阳，湿气需要利湿健脾，经血堵塞需要行血气。

如果已经形成气化产物瘀血，则需要攻血。

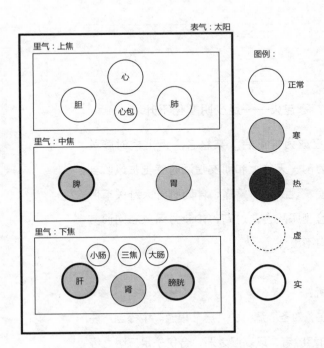

处治经过：

四逆汤＋理中丸＋桂枝茯苓丸为核心架构的组方。服药一周后痛去，嘱吃附子理中丸善后收工。嘱少吃寒凉，注意保护下焦温暖，以防复发。

气机探讨：

1. 脏腑和经络气化的温度变化需要改变气化环境才能恢复正常。

2. 气机受到异常气化产物的堵塞，也需要去除，如利湿就是攻水湿，活血就是攻瘀血。

3. 需要行气活血，才能顺畅气机。

案例：痛风，寒包火——足少阴寒化不升

痛风现已成为常见病。某患者主诉上楼时膝关节疼痛，因为前一天晚上和朋友喝酒时感觉被风吹到了，第二天就发现上楼时疼痛，伴随脚趾大趾关节肿胀，去医院检测尿酸含量过高，诊断为痛风。问诊其前胸、后背均不出汗。

病机分析：

黄元御在《四圣心源》的"历节根源"中提到：筋骨疼痛而肌肉壅肿者，风寒湿之邪，合伤于足三阴之经

也。也就是风寒湿之邪伤于筋骨即为历节病。而当喝酒时受风恰好也符合这个条件。

这是黄元御的简要说法。

我们当下如何看待这个病呢？

首先从痛风的部位来看，足大趾为脾经所过之处，患者此处出现了红肿，也就是说患者的血分被寒湿气郁住了，局部营血过热，而没有汗出，卫气的气分实而寒。我们可以用桂枝行血，芍药凉血，知母凉血，白术、防风祛湿，麻黄解表行卫气，附子温经络气分。

处治经过：

桂枝芍药知母汤加减治疗，6剂。吃药后微微出汗，3日后随访明显改善，再3日后已痊愈。

气机探讨：

由于这样的患者一般都在气分有久寒或者久湿，所以一旦受到入血分食物（老百姓所说的发物）的激发，或者佐以啤酒类（酒精激发肝气升温入血分，同时冰啤酒的水比较寒入气分），直接导致了血热而气更寒的格局。所以，不论什么样的原因导致了痛风，实际上也需要这样来治疗。

那么，痛风是否可以断根？

其实根在气分的寒湿，如果寒湿不解除，那么还是很容易反复出现痛风的。痛风患者需要根据寒湿的来源给予不同治疗，并防止诱发原因再次出现，才能真正痊愈。

如图，气机在足大趾处出现了郁而发热的现象：

因为寒而湿化，堵塞在营血外部，营血在局部郁而发热
（温度、压力变化），产生红肿热痛。

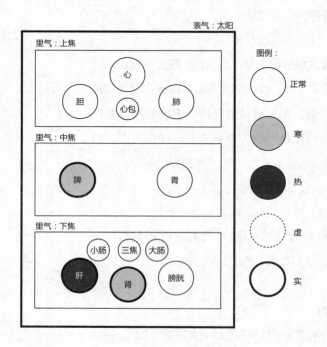

● 手少阴心病（经病+脏病）（下行为顺）

心是我们人体的太阳，心也是藏神的地方，主血脉，所以广
泛而言，神藏于血，但血的温度变化的时候，神就不能安稳。血
热神（情志）亢奋将影响睡眠；血寒神抑制，会出现但欲寐（总
是想睡，睡也睡不醒）的症状。

心的热能向下行进是顺畅的，心的热会下移于小肠，不能够顺

降的时候，小肠温度不足，下焦易寒，而上焦心火炽热（上火）。

案例：好痛，舌尖上的泡泡——手少阴心热化

有一位老先生主诉4个月以来，舌尖一直有溃疡，因为发生在舌尖，使用药物不方便，各类药物、各类治法都试过了，包括含片、贴胶、中成药汤药、消炎药等，但都没有办法治愈。这会影响所有需要口腔参与的工作，比如吃饭喝水，甚至说话都难受。

疼痛是一种持续的、若有若无的折磨，让人无法逃避，那种不论醒着还是睡着了的痛感，让很多人在焦躁不安和情绪低落两种情绪中往复。

病机分析：

其实读过《伤寒论》的人一看就明白了，这是少阴心经热化的症状。舌为心之苗，是心脏的外部指示器。老先生不但舌尖红，而且红而化脓了，这说明其心经的热度很高。之所以治不好的原因有两个：①使用大量的寒凉药物，希望降低口腔温度（消炎），但是这些药物短时间会有效，时间一久就没有效果了。少阴心热化，上焦的热不能下达，是因为中焦脾胃升降不灵，使用寒凉药物后，脾阳受伤，脾胃升降进一步失调，只能导致心火更加炽热。②心火（心阳）炽盛的时候，心血（心阴）必然受损，如果不补充心阴，心阳的炽盛状态无法和阴进行平衡，所以

只考虑泄热是不行的，还要考虑养阴。

处治经过：

第一阶段（3天）：给予黄连阿胶鸡子黄标准方案，服药后症状稍有好转，但舌苔加厚。

第二阶段（3天）：给予四逆+理中方案，强化肾阳，强化祛湿、升脾降胃（其中附子和半夏为反药，在此方中剂量都很大），吃药后疼痛停止，舌苔在中后段显示出来厚白苔，这是中、下焦寒湿的信号！

原来这是中、下焦寒湿，导致肾气不升，所以心缺乏阴精滋养，而表现出来的阳亢。

第三阶段（5天）：四逆＋五苓散类，清理中、下焦寒湿，获得痊愈。

气机探讨：

这里我们受到一个启发，即手少阴心的热化，未必能够直接处理，因为往往少阴心的热化伴随着少阴肾的寒化，这也就是常说的水火不能济济，反映了手少阴不降、足少阴不升的状态，这种状态下睡眠情况会极差。前面这位老人就是这样的。

另外一个启发是，心肾不能济济，往往伴随脾胃升降出现问题，所以在处理手少阴热化的时候要充分注意这几点，《伤寒论》的方子有时候不好用，并不是方子不好，可能是我们看问题不够清晰全面罢了。

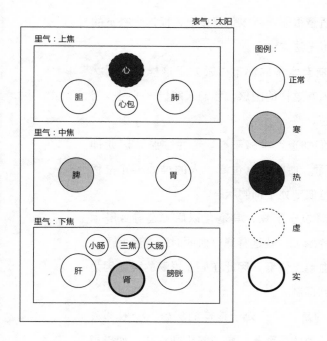

案例：怎么老想睡觉还睡不醒——手少阴心寒化嗜睡

现代生活节奏很快，很多人都有周末补觉的习惯。但是好像怎么补也无法补回来，反而是人显得很累，精神不振的样子。

病机分析：

《伤寒论》少阴寒化的症状为"但欲寐"，就是形容人老想睡觉的样子，好像睡着了，好像又没有睡着，睡眠质量很差，所以人很疲乏，而这个补觉的循环似乎总也无法完结。

鉴于目前有太多的都市白领处于这样的生活状态中，很多人有这样的困惑，我们来解析一下足少阴肾寒化的问题。

首先我们知道，神藏于心，心主血脉，因此神藏在血脉里面。血脉温度过高，人的神处于亢奋状态，而温度过低则处于抑制状态。

足少阴肾位于下焦，其寒化以后，会导致肝木不升（水不养木），就是肾滤过血的时候温度低了，流经肾脏的血温度偏低，因此在心血里藏的神就因为温度低而受到抑制。

更重要的是，一旦处于这样的状态，一般都会有肾阳不足所致的尿清长、脚凉等不同症状，如果再加上不断熬夜来透支阳气，喝很多冰水来伤及脾阳，过度纵欲来直接损伤肾阳，喝大酒来行气活血散热，往往使其损伤更快，这也将加重心阳不足的状态。为什么现在疾病如此之多、之难治，我们的生活方式太过于损伤体内的阳气就是其中很重要的原因之一。

因此这里提出来，当你发现睡不醒的时候，请尽快使用古典中医治疗，来预防其他疾病的发生和发展。

处治经过：

四逆汤+理中汤加减，通常2~3周即可达到手足转温、精力旺盛、睡眠佳的治疗目标。

气机探讨：

很多人都知道火神派，甚至以为火神就是一种使病人绝处逢生的办法，其实存在很多误解。

1. 从宏观而言，火神是正确的。因为人体70%以上都是水，要保持恒温，就需要大量的热能，但人体温度下降的时候，六经中的六气不能正常气化身体，会发生很多问题而导致疾病。

2. 目前有些人对火神派存在误解，以为以郑钦安等为代表的火神派只会用热药，其实他们的寒凉药物也用得非常好。现在患寒凉疾病的人太多了（也许是因为温病寒凉药物大量的不恰当使用，造成了很多人阳气受损），所以为了警醒世人，他们提出要注意补阳。黄元御在书里面明确提出崇尚扶阳抑阴，他在写《四圣悬枢》的时候都是把滋阴寒凉药物用到了极致。反过来，叶天士作为温病学的奠基人，在使用《伤寒论》、使用温阳药方面也是高手。在我们仔细考量很多医学大家的学问之前，千万不要被道听途说的信息所干扰了。

3. 单独使用四逆汤需要在患者状况简单的时候，心、肾是一个人的先天之本，心代表火，肾代表水，水火济济，才能成为一个健康的人，偏执一端都会有问题。但是如果中焦已经出现问题，导致上下气的流通出现障碍，那么心、肾的寒热无法有效交换，在实际治疗中，要考虑脾胃的升降问题，才能真正发挥四逆辈的作用。

案例：月经引发的神经病——热入血室扰神明

　　在一次贫困地区的公益活动中，在一个贫困家庭见到一位13岁的小女孩，目光呆滞、神情异常，家人说孩子得了精神病，发起疯来，六亲不认，大喊大叫。诊查后发现手足温度正常，舌苔略厚，几乎没有看出什么异常。因为孩子不配合，没有办法查脉。和家人交流，发现孩子已经来月经半年了，精神病就是在月经来后发生的，而且月经很不正常，经常是在月经来之前精神异常，月经走了又好一点。前段时间在精神病院住了2周，也没有查出来什么问题，就不了了之了。

　　病机分析：

　　行文至此，相信很多人都应该猜到，孩子的精神异常和月经有很大的关系。

　　中医有一个叫做"热入血室"的证，就是在月经期间感冒，热会进入血室，人出现寒热往来、情绪波动很大的状况。那么我们本案是用小柴胡汤吗？不是，因为她没有寒热往来的症状，但是热入血室、热扰神明是肯定存在的。虽然家人答不上来孩子月经是否有瘀血，但是从两三个月不来月经可以判断，瘀血阻塞了月经的通道（子宫、肝经经络），体内的热血无法排出。而这个高热会影响心神，让人神情亢奋之极，不了解的人以为得了神经病，实际上是经血不通导致的血热潴留，和前面提到的膀胱蓄血、其人如狂是一个道理。是如狂，不是真狂。

处治经过：

服用桂枝茯苓胶囊2周后，家人反馈效果非常好，没有再发狂。

后用桂枝茯苓丸加减方2周，结束治疗。

气机探讨：

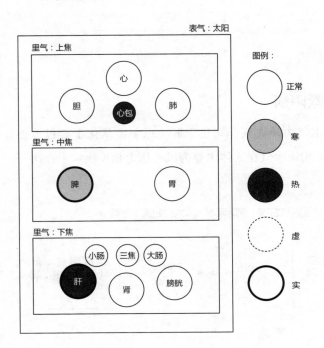

相信很多女性都有体会，在月经来前一般会出现胸部胀满、情绪容易激动的感觉，而月经结束后，胸部胀满的感觉消失，情绪正常。这是为什么呢？因为经血顺着冲脉上行至胸前，在整个冲脉盛满的时候，会冲破下部的子宫壁而排出体外（据西医解剖资料，非常清晰地表现了月经来之前，子宫内膜增厚、毛细血管变粗的过程，我们的理解是子宫的毛细血管面临巨大压力造成的），于是整个生理状态恢复正常。如果出现异常闭经，人就会因为血热而变得焦躁，而血热生风，即血温高了以后，蒸发了体内津液，容易出汗，容易出现抖动等风象，则需要活血凉血养血来治疗。

第八节　厥阴病

厥阴风木气为风火气，司化于肝（风），从化于心包（相火），因此厥阴风木气在人体主要为风（压力相关疾病），次要为火。

六气名称：厥阴风木　　六经归属：厥阴

手厥阴脏：心包（五行为火，其气为相火）	—心包经火化→	←肝经风化—	足厥阴脏：肝（五行为木，其气为风）
太过			太过

《伤寒论》厥阴病结构如下（整理自庆云阁之《医学精粹》）：

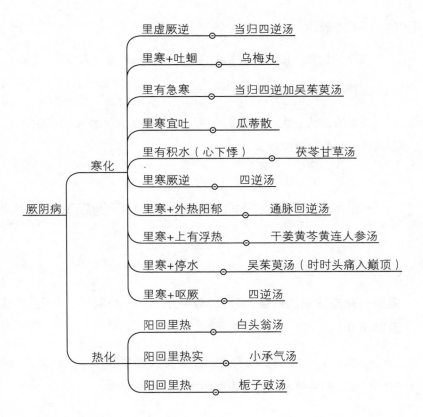

从上图中我们可以看出，厥阴病的治法为：温寒清热，由于《伤寒论》主要处理气机和气化，因而很少见到攻瘀血积聚治法，瘀血积聚在《金匮要略》中处理。

《四圣心源》治法：厥阴经运行的厥阴风木气，在《四圣心源》中的治法进一步浓缩在药物组方里面，当体内出现厥阴风木气气化太过的时候，采用针对厥阴风木之气的治法。

治厥阴风木法：

桂枝苓胶汤

甘草　桂枝　白芍　茯苓　当归　阿胶　生姜　大枣

上热加黄芩，寒加干姜、附子。

主要方法为：①桂枝通达木气；②白芍收敛养木气；③当归养血；④茯苓利湿健脾。

●足厥阴肝病（经病+脏病）（上行为顺）

案例：死去活来的痛经，耳穴3分钟止痛——厥阴湿阻不升

一次，有一位18岁的女孩，被人搀扶着来到诊室，口唇、脸色都发白，说是痛经严重，浑身发冷。

病机分析：

痛经是一个常见症状，目前西方医学没有特别有效的治疗方法，但中医治疗痛经确有较好的疗效，为了帮助更多的人摆脱这种痛苦，我们略作讨论。

肝经是足厥阴肝所连接的经络，子宫属于肝经连接之处。之所以发生疼痛，还是因为经络里面的

压力很大，从现代解剖看得出来，子宫内膜里面的毛细血管在月经来临之前会变粗，这表明血管的压力明显变大，直到经血释放出来，压力才获得释放。

痛经发生的前提是压力无法释放，所以我们看到大多数痛经的女士，在经血排出后，痛感会逐步消失。

由此我们知道，血液系统在子宫这个局部位置，产生了异常增大的压力。要让这个压力发生，必须有异常的阻碍物，那么这个阻碍物可能是瘀血（很多女性排出的月经带瘀血）或者痰湿（血管外）。下焦寒气由肾来主导，瘀血是厥阴系统的本经问题。

所以我们要处理肾的温度和肝经行气血的问题。但是肝肾的升发需要脾经的配合，所以我们还要考虑脾胃在中焦形成的阻碍。

处治经过：

由于患者病情紧急，症状重，我们采用了耳穴贴豆进行现场治疗。

选穴为耳穴脾、胃解决升的问题，耳穴肾、肝解决通达问题。

耳豆贴上去以后，按压揉动，果然均为痛点，在揉动的1分钟内，疼痛逐步停止，3分钟后疼痛消失。随访：第二个月未发生痛经，第三个月痛经又来了，但是没有那么重，可以接受。

气机探讨：

其实这个案例是想告诉大家，痛经有极其廉价有效的解决方案。实际上该患者仍然需要对身体进行系统治疗来改善经络脏腑的气化状态，从而彻底摆脱痛经，预防其他问题的发生。

案例：B超下神秘消失的子宫肌瘤——厥阴寒化不升（瘀阻）

关于子宫肌瘤的治疗，中医有很多成功案例。那么，从《伤寒论》六经的框架如何理解这个问题呢？

一位患者检查提示子宫肌瘤直径8厘米，符合现代医学手术标准。但是，由于本人不想通过手术解决问题，所以决定采用中医治疗。

患者手足温度低，反胃，月经血块多、颜色深，月经推迟2周，经期时间长，大便不成形。经前胸口胀痛。

病机分析：

手足温度低提示脾肾寒，月经色深提示厥阴寒，月经有血块表示血分瘀阻。经前胸口胀痛提示月经在子宫（与肝经经络相连）处承受的压力很大，但月经推迟，其原因是瘀血阻碍。大便不成形，提示体内有湿气，湿气会阻碍血的流动，这是标准的土湿木郁。瘤体存在有几个原因：其一，血管局部压力造成肌肉组织变形；其二，局部血液流动受阻，温度偏低；其三，温度偏低的血分必然存在温度偏低的气分（湿气）。因此，气分和血分都有瘀阻，至于是否产生了郁而化火，我们考虑应该是没有，因为下焦没有出现热象（如尿黄、痔疮等），舌质的颜色（血分）没有表现出来异常的红色，也没有表现出来异常的热象。

处治经过：

桂枝茯苓丸加强版＋理中方类＋四逆汤，治疗4个月，期间调整方剂，始终在升肝脾肾、攻血分瘀阻上下工夫。第三个月肌瘤缩小到直径4厘米，第四个月消失。

气机探讨：

这是一个基本的治疗方案，李可老先生有更多的治疗案例，值得思考的是，子宫肌瘤确实可以消失于无形，这说明了很多问题。

1. 有形的肿瘤确定可以消失于无形。

2. 患者需要更多耐心，医生需要更多信心。真正处理好血分的瘀血和寒，才能够真正治好疾病，肌瘤只是一个身体异常的信号。我们还有患者以前切除肌瘤的，后来发生偏头痛或者厥阴头痛的案例，这说明肌瘤只是疾病的外在表达，而不是疾病本身。

3. 按照气血的方式来反推肌瘤的形成，会发现寒气是其中一个重要的原因，其他还有情志不舒瘀血的问题，所以女性需要注意调节好月经，不可过食寒凉，情志需要舒畅，才能够预防这类疾病的发生和进展。

案例：一分钟针灸降压——厥阴不升风化

有一次一位老人家血压高，但不想吃降压药，询问我们有没有什么办法可以把血压降下来。

病机分析：

这是个很难回答的问题，本案仅做探讨，以提供思路帮助医者和患者寻求简洁有效的医疗方案。

高血压一直是一个难以处理的问题，中医有很多治疗痊愈的案例，但是由于没有大样本的试验，所以没有标准路径可循。

但是毕竟是血管里面的事情，也就是说是营气所在的位置压力过大，这只可能是两种情况：一种是血管内压力增大，压迫了血管外部；另一种是血管外部压力增大，压迫了血管。这和西方医学的假设没有什么差别。

但有趣的是，血管内整体而言是由肝脏控制的营气管辖，血管外整体是由肺气控制的卫气管辖，正好符合了李可老先生所言：高血压就是麻黄汤和桂枝汤的事情。

处治经过：

于是，作为临时降压之用，立刻针刺厥阴肝经的太冲穴，降低血管内压力，血压立刻下降了！这个结果重现了很多次，只是降压的幅度每次不同。

气机探讨：

这个结果非常有价值，而且在后期我们的无数次使用中效果稳定。这说明肝确实与血压相关。当然由于营卫的主导，肝、肺本身面临的问题会很多，所以实际治疗高血压的过程复杂得多，我们这里仅举例探讨应急的治疗措施，在紧急情况下帮助患者。

案例：2次中风的岳父——厥阴不升风化热化

2015年，在中医五运六气里面是金气不及之年，特点是金克木的能力差，反过来就是木气太强，在人身上就是肝气很旺，压力相关的疾病较多。自然界亦是同理，风火之气很强。岳父1937年11月生人，正好是肝气不及偏偏赶上了寒湿气很重，肝气容易郁积在下焦，形成了肝气容易郁而化风火的格局。于是在2015年春夏之交（金最弱，风火最强）的时候中风了，所幸得到了及时救治。脉象是内热，舌苔厚腻，舌质深红。

病机分析：

中风是典型的内风（厥阴风化的内在状态）+外风（六淫风邪的外部环境），内外相煽，非常容易发生中风。需要迅速解表+凉血养血活血+中焦去除湿郁。

处治经过：

先针刺太冲降压，再刺足三里、丰隆、太白等升降脾胃。针震卦行气活血，针兑卦解表散热。汤药用《四圣心源》中风治法：桂枝乌苓汤（桂枝三钱、芍药三钱、甘草二钱、首乌三钱、茯苓三钱、砂仁一钱）。

在此方基础上加减活血化瘀药物。服药后汗发出来了，血分热散出。当天下午如常人开始出门活动了。由于老人家没有太当回事儿，不愿意后续治疗，结果在1个月后再次中风。

这次恰逢我出差了，只好让家人立即针刺上述穴位，让我们的医生赶到现场开方配药，于第二天上午恢复正常。这次以后他不敢大意，一直吃药20天左右，脉象平和了才终止治疗。

气机探讨：

本案具有启发的内容是：早治疗更有效，治疗需要彻底，以免再犯。

厥阴风木之气最容易形成风火，蒸耗气血，这是引起中风的前提。中风初起的患者需要尽快打开表气散热，这样才能有效将营血的热从皮肤正常透出去。因为身体90%的热能是通过皮肤发散出去的，所以解表是当务之急。

案例：胸胁胀痛——厥阴堵塞热化不升

一位老领导诉左侧胁肋胀痛，一阵一阵的，但是查不出来什么原因，大体位置是厥阴经期门穴的位置，因为经络在那里有一个很大的转弯，所以经常容易堵塞。由于不方便针刺，就只好用汤药来解决。

病机分析：

厥阴风木之气，在上升的路上受到了阻碍，会化风火。因此会形成高温高压，导致局部疼痛，需要先攻开导致堵塞的原因（气化产物，即瘀血），然后通达肝气。

处治经过：

达郁汤

桂枝三钱　鳖甲（醋炙焦，研）三钱　甘草二
钱　茯苓三钱　干姜三钱　砂仁一钱
煎大半杯，温服。
3剂后痛感消失。

气机探讨：

经络气血瘀阻的时候需要判明气血瘀堵的性质，
然后给予对应治法。

厥阴风木多血少气，肝主营血，又发生在左侧
胁肋，所以用攻血瘀+升达肝气的治法非常有效。

案例：误打误撞治愈的糖尿病——厥阴湿阻风化

目前西方医学认为糖尿病是需要终身服用降糖
药或是注射胰岛素的，碰巧我们误打误撞治好过几例
糖尿病患者，现分享如下。

父亲有20多年的糖尿病病史，诊断为2型糖尿病，
一直靠注射胰岛素控制血糖，上了岁数身体总体状况很
不好了，不过除了大便不成形以外，没有其他症状。

病机分析：

很多人认为糖尿病等同于中医的消渴病，但我
们会看到，一旦使用了降糖药或胰岛素之后，确实消

渴的症状很快就消失了,但依然要注意糖尿病后期并
发症还是会出现和进展。这表明身体实际上并没有完
全恢复正常。

处治经过:

由于父亲大便不成形,我就想给调调这个问题,
于是给他开了桂枝茯苓加减汤。用茯苓祛湿,桂枝达
木,牡丹皮、桃仁活血,加干姜、附子、猪苓暖脾肾
利湿。但是没有想到用药一周后,大便逐步成形,出
现了低血糖的现象,于是父亲开始胰岛素减量,第二
周吃药结束的时候,由于血糖低,胰岛素已经不能使
用了。测量血糖状态已经恢复正常。后来并没有发现
复发。这事给了我很大启发,糖尿病也有机会治愈,
并且对黄元御的理论体系有了更大的信心。

气机探讨:

当时是刚学习《四圣心源》,只知道土湿木
郁,但对土湿木郁的理解比较浅,现在开始对营血卫
气进行深入理解后就清楚多了。

父亲这种糖尿病其实很清晰,刚开始一般血分
热,气分被蒸发,所以出现了口渴的症状,但血分持续
发热后,出现了更加严重的风象,然后就出现了上、
中、下三消。但是用了降糖药或者胰岛素之后,消渴症
状消失了。血分温度降下来,气分温度也降下来了,于
是变得湿气较重,排便不成形,这个时候正好使用了桂

枝、茯苓，解开土湿木郁的状态，竟意外给治好了。

　　当然，这不能代表所有糖尿病患者都可以治愈，还需要更多的实践来检验。以我们治疗的其他案例而言，确实存在土湿木郁、郁而化热、热伤阴血等不同程度的糖尿病，如果再混合了其他脏腑的并发症或原发疾病，糖尿病就会变得更加扑朔迷离。黄元御在《四圣心源》中提到了治法，我们认为是非常可取的。

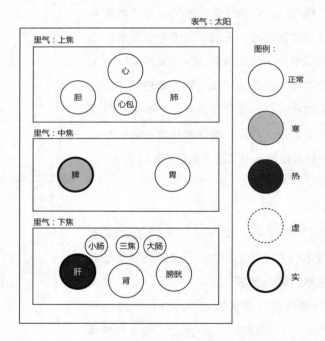

　　此图就表示典型的土湿木郁状态，太阴脾的经脏处于湿气重、无法升起的状态，妨碍了厥阴肝气的升发，肝气被郁而发热。

● 手厥阴心包病（经病+脏病）（下行为顺）

案例：清天河水10分钟小儿退热——蓄积膀胱经热发汗退热

病机分析及气机探讨：

几年前，我们研究小儿推拿的时候，经常在他们体温不是很高的时候，用清天河水来退热，这样的案例很多。

其实一直有一个疑问，为什么清天河水可以退热呢？为什么有时候开天门、推坎宫、捏脊、退六腑可以退热？更广泛地讲，为什么小儿推拿可以治疗疾病呢？

最近通过推理，大致弄明白了这个道理，请看我们的观点。

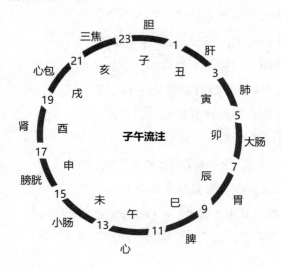

我们知道，这是营血前进的路线，营血通过小肠经进入膀胱经，然后进入肾经，再进入心包经。清天河水就是逆推心包经，逆推的时候会发生什么事情呢？我们可以想象一条河流，在下游的某个地方，不停地把水往上游抽，虽然河水依然往下流动，但是往上抽水的动作却相当于把河水相对停住了，其上游的水位会越来越高。

基于这个原理，逆推心包经会导致其上游即膀胱经的热度增加，血分热度增加，则要么膀胱经原有的血分之寒被对冲了，要么血分温度足够，把气分的汗给发出去，这样发烧就终止了。

利用这个原理，我们就很容易弄清楚，在孩子发烧无汗（卫气闭，营血寒）、脚凉（肾经寒）的情况下，清天河水就是一个很好的退热治疗感冒的方案（相当于麻黄汤）。

同理，退六腑为什么可以退热呢？因为退六腑是逆推小肠经，小肠经的热将被阻止进入膀胱经，相当于在经络（类似于河流）上游截流，不让过热的营血流入下游，这样下游的温度会下降。很显然，这种方法比较适合膀胱经有热郁积、汗出、手脚热的发热（相当于桂枝汤）。

还有，开天门、推坎宫和捏脊为什么能够退热呢？

也是因为这几个穴位直接处理了膀胱经，让膀胱经的气血按照目的方式进行调节，所以在推这些经的时候需要注意轻重和推动的方向，因为这决定了血

分还是气分、去热还是留热，最好在专业指导下完成
该操作。由此看来，对于0～3岁的孩子或无法服药
的孩子，小儿推拿确实是不错的经络治疗方法。

案例：心包积液——心包经寒化

心包积液是临床比较常见的疾病之一。很多时
候没有临床症状，如果出现症状一般都是胸痛气短
之类。这在《金匮要略》里与胸痹比较接近。

手厥阴心包经，从化于足厥阴肝经，其气是相
火，如果厥阴气强，则心包经脏表现为风化，如果
心包脏（在心脏外面）气化太强表现为湿热，气化
不足表现为寒湿化，为积液。

有一位朋友的妈妈来电说最近觉得心脏痛，而
且觉得心脏背后的那个区域也痛。问我怎么办，这是
"心痛彻背、背痛彻心"的症状，是寒气上犯心阳的
一种表现，于是按照《金匮要略》的方法进行治疗。

病机分析：

引用黄元御的解析：寒邪冲逆，凌逼心君，故
心背彻痛。乌头赤石脂丸，乌头、附子、蜀椒、干
姜驱寒邪而降逆，赤石脂护心君而止痛也。

我们可以看到，心包经来血方向为肾，肾的温度

不够，心包温度就不够，从而导致积水，那么就需要提高肾的温度，同时用药物来干燥心包里面的积液。

处治经过：

乌头赤石脂汤，服用3天后症状减轻了九成。但患者平素手足温度不够，一派寒象，仍需后续的温阳治疗。

气机探讨：

心包经的气化温度高是正常状态，当温度低的时候，就容易出现心包的寒化和湿化。因此我们需要注意感冒引发的外寒进入时，需要尽快彻底地进行治疗，以防止外寒进入膀胱经，久治不愈进入肾经，再进入心包伤害心脏的事情发生。